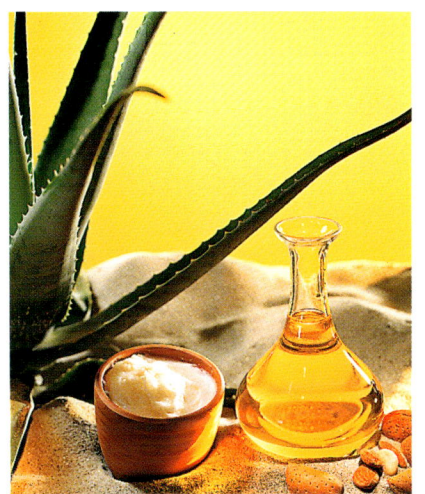

Von Kopf bis Fuß gepflegt mit Aloe vera.

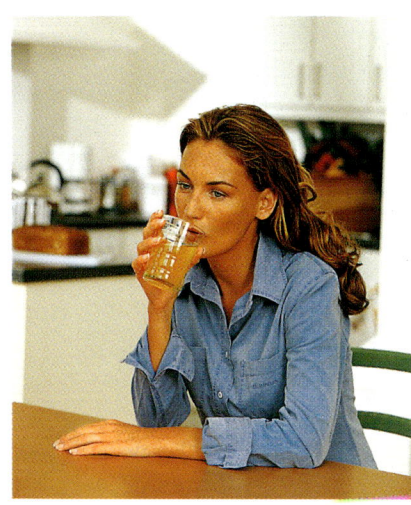

Der Aloe-Drink ist Gesundheitspflege von innen.

Aloe vera – das Geschenk der Venus

Zugegeben, die moderne medizinische Forschung hat in den vergangenen Jahren und Jahrzehnten Riesenfortschritte gemacht. Immer neue, immer kompliziertere Apparaturen wurden entwickelt, und es vergeht kaum ein Tag, an dem nicht ein neues, noch wirksameres Arzneimittel auf den Markt kommt. Und doch scheint es, dass wir heute – ungeachtet des medizinisch-technischen Großaufgebots – weit von einem endgültigen Sieg über die Krankheit entfernt sind. Vor diesem Hintergrund erkennen immer mehr Menschen, dass das Beseitigen von Symptomen allein nicht genügt, um Heilung zu bewirken, und dass Gesundheit weit mehr ist als die Abwesenheit von Krankheit. Bei ihrer Suche nach neuen, sanfteren Wegen in der Medizin stoßen sie dabei immer wieder auf Altüberliefertes; so auch auf eine der ältesten Heilpflanzen überhaupt: die Aloe, die bereits im alten Ägypten bekannt war und schon Nofretete und Kleopatra zu Gesundheit und Schönheit verholfen haben soll.

Euphorische Erfolgsmeldungen über Wunderdrogen aller Art verlaufen meist schnell im Sande, und die Hiobsbotschaften über die nachlassende Wirkung einstiger pharmazeutischer Allroundmittel wie der Antibiotika mehren sich.

Ein ganz spezieller Wirkstoffcocktail

Dass die Aloe heilt, war schon damals bekannt; heute aber wissen wir dank moderner wissenschaftlicher Untersuchungsmethoden, wie und warum sie es tut. So sind im Saft der Aloe vera zahlreiche Enzyme, Mineralstoffe, essenzielle Fettsäuren und Aminosäuren enthalten. Und die so genannten Mucopolysaccharide, die den Hauptbestandteil der Aloe bilden, sind eben jene Substanzen, die den Raum zwischen den menschlichen Zellen ausfüllen. Sie sind gewissermaßen der Mörtel, der den Menschen auf zellulärer Ebene zusammenhält. Wird er ständig erneuert, können damit die hier eingelagerten körpereigenen und von außen zugeführten Toxine eliminiert werden. Zur Gruppe der Polysaccharide zählt auch das so genannte Polyuronid oder Acemannan, das in dieser Form ausschließlich in der Aloe vorkommt und sich in jüngsten wissenschaftlichen Studien als wichtiges Immunstimulans erwiesen hat. Kein Wunder, dass man die Aloe vera auch das Geschenk der Venus nennt. Sie stärkt die Zellwände und wirkt auf ganz natürliche Weise reinigend und regenerierend. Sie bringt die Körperabwehr auf Trab, so dass wir weniger anfällig gegen Krankheiten sind und, wenn es uns doch einmal erwischt, schneller wieder auf die Beine kommen. Daneben ist die Aloe vera ein echtes Schönheitselixier und wird auch in der Kosmetik sehr geschätzt.

Die Vielfalt der Anwendungsmöglichkeiten

In diesem Buch erfahren Sie alles über die vielfältigen Einsatzmöglichkeiten dieser wunderbaren Pflanze – von der naturheilkundlichen Anwendung über die Nahrungsergänzung bis hin zur Kosmetik. Sie finden Rezepte für köstlich-gesunde Drinks ebenso wie für die Herstellung von Räuchermischungen, Lebenselixieren und selbst gemachter Kosmetik. Sie erfahren, wie die Aloe vera als Zimmerpflanze kultiviert wird – damit der »Arzt im Blumentopf«, wie Kolumbus die Pflanze nannte, immer einsatzbereit zur Stelle ist.

Die Aloe reiht sich in eine ganze Palette von heilkräftigen, vitalisierenden und pflegenden Pflanzen und Lebensmitteln ein, die schon unsere Mütter und Großmütter wegen ihrer heilenden Wirkung schätzten.

Aloe vera, die »wahre« Aloe, wird heute in großen Plantagen hauptsächlich in den USA, in Australien und Spanien angebaut.

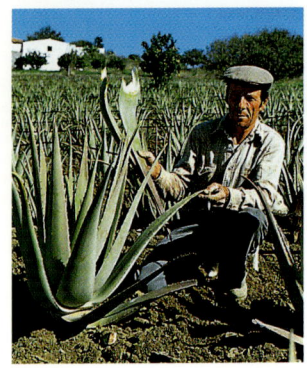

Wirkstoffträger der Aloe sind ihre grau-grünen Blätter.

Aloe-Arten und ihre Verbreitung

Obgleich Aloen eher wie Kakteen aussehen, gehören sie doch zu den Sukkulenten aus der Familie der Liliengewächse. Sie sind unglaublich robust und anpassungsfähig und gedeihen überall dort, wo es im Sommer heiß und trocken und im Winter mild ist. Nur eines vertragen sie partout nicht: Kälte. Schon bei plus 5 °C kann es zu einer Schädigung der Pflanze, zumindest aber zu einer Beeinträchtigung der Nähr- und Vitalstoffe kommen.

Überlebenskünstlerin unter extremen Bedingungen

Namenspatron für viele Aloe-Arten war der englische Botaniker und Forschungsreisende M. Miller. Er stand auch bei der Benennung der Aloe barbadensis Miller Pate. Den Beinamen »vera« soll er ihr verliehen haben, weil sie die saftreichste unter ihren Artgenossinnen ist.

Wild wachsende Aloen findet man heute nicht nur in ihrer vermutlichen Heimat Afrika, sondern u.a. auch in Süd- und Mittelamerika einschließlich des Südens der USA, in Asien, auf den Kanaren und in den Ländern rings um das Mittelmeer. Kommerzielle Aloe-vera-Farmen gibt es z.B. in Australien, in Mexiko und im Süden der USA. In nördlicheren Breiten der USA – beispielsweise in Oklahoma – werden sie in Spezialgewächshäusern gezüchtet. Nur wenige der weltweit zurzeit insgesamt 324 bekannten Aloe-Arten sind für medizinische und kosmetische Zwecke geeignet. Aloe vera, zu deutsch die »wahre« Aloe, heißt eigentlich nur die Barbados-Aloe (botanischer Name: Aloe barbadensis Miller). Sie wird heute besonders in den USA und in Australien, aber auch in Spanien im großen Stil kultiviert. Ebenfalls heilende Wirkungen haben vor allem die südafrikanischen Arten der Kap-Aloe: Aloe capensis, Aloe arborescens, Aloe ferox Miller und Aloe saponaria.

Der Aloe kann es kaum trocken und heiß genug sein. Selbst unter den denkbar unwirtlichen Lebensbedingungen der Wüste ist sie lebensfähig. Mit Hilfe der in den fleischigen Blättern gespeicherten Flüssigkeitsmenge kann sie auch größere Durststrecken überstehen. Die ledrige Haut beschränkt Feuchtigkeitsverluste auf ein Minimum, und die kleinen Stacheln an den Blatträndern dienen der Abwehr von Schädlingen. Bei Verletzungen der Blattoberfläche kann die Aloe ihre Stomata (das sind Spaltöffnungen, über die die Blätter »atmen«) innerhalb kürzester Zeit komplett verschließen und so Wasserverluste minimieren. Auch in der Hitze des Tages zieht sie diese Poren zusammen. Die Aloe ist also eine echte Überlebenskünstlerin.

Von der Wildpflanze zum Agrarprodukt

Während man früher zur Herstellung von Aloe-Extrakten noch auf wild wachsende Pflanzen zurückgriff, wird die Aloe vera heute in riesigen Farmen nach modernsten agrartechnischen Erkenntnissen kommerziell angebaut und verarbeitet, um der steigenden Nachfrage gerecht werden zu können. Diese erklärt sich vor allem daraus, dass die Sukkulente längst nicht mehr nur als Heilmittel in der Pharmazie Verwendung findet, sondern auch und in erster Line als Nahrungsergänzungsmittel und Rohstoff für kosmetische Produkte entdeckt wurde. Auf den Feldern stehen manchmal Millionen von Pflanzen in dichten Reihen nebeneinander. Geerntet wird zwei- bis viermal im Jahr. Dabei werden nicht die ganzen Pflanzen geerntet, sondern immer nur die äußeren ausgereiften Blätter geschnitten.

Ein Blatt – verschiedene Funktionen

Der Querschnitt des Aloe-Blattes weist drei unterschiedliche Schichten mit jeweils spezifischen Inhaltsstoffen auf:
▶ Die ledrige grüngraue äußere Blattschicht oder Rinde schützt die Pflanze vor äußeren Einflüssen. Unmittelbar unter dieser Schicht findet sich die höchste Konzentration der Polysaccharide, Fette, Proteine und Vitamine.
▶ Darunter liegt eine gewellte, faserige Schicht, die von unzähligen Adern durchzogen ist, über die der Flüssigkeitskreislauf in der Pflanze funktioniert. In dieser Schicht sitzen die so genannten perizyklischen

Die Aloe kann Verletzungen ihrer zähen Blattrinde innerhalb kürzester Zeit verschließen. Wer sich selbst so gut zu helfen weiß, so vermuteten die Heiler der Antike, kann sicher auch Mensch und Tier gesund werden lassen.

Für den Hausgebrauch können Sie auch ein Exemplar im Blumentopf halten. Das sieht nicht nur dekorativ aus, sondern sorgt zudem dafür, dass die Erste-Hilfe-Pflanze auch immer zur Hand ist, wenn Sie sie brauchen. Mehr zu diesem Thema lesen Sie ab Seite 23.

Sekretzellen. Sie sondern einen gelblichen, harzigen Saft ab, der die Pflanze gegen Tierfraß schützt. Die darin enthaltenen Bitterstoffe – allen voran das Aloin – reizen nämlich die Lippen und die Zunge etwaiger Nager.

▶ Die innerste Schicht wird von einem schleimigen, durchsichtigen Gel gebildet. Diese so genannte Mesenchymschicht enthält das Gel, auch Mark oder Filet genannt, und ist der Flüssigkeitsspeicher. Es enthält etwa 96 Prozent Wasser; die verbleibenden vier Prozent sind reich an abwehrstimulierenden, wundheilenden und entzündungshemmenden Wirkstoffen.

Wegen der unterschiedlichen Zusammensetzung der einzelnen Blattschichten gibt es eine ganze Reihe verschiedener Aloe-Produkte, die auf jeweils völlig unterschiedliche Weise hergestellt werden (siehe »Die Produktpalette im Überblick« auf Seite 22).

Ein Streifzug durch die Geschichte

Die Aloe gehört zu den ältesten Heilpflanzen und soll bereits im 5. Jahrtausend v. Chr. in den orientalischen Mittelmeerländern in Gebrauch gewesen sein. Das erste schriftliche Zeugnis liefert eine um 2200 v. Chr. entstandene sumerische Tontafel, die in der Stadt Nippur im heutigen Irak gefunden wurde und in der die Aloe in einer Reihe mit anderen besonders heilkräftigen Pflanzen aufgelistet wird.

Begleiterin ins Totenreich

Ausführliche Aufzeichnungen über den medizinischen Nutzen der Sukkulente finden wir erstmals im Papyrus Ebers, einem ägyptischen Heilmittelbuch aus der Zeit um 1550 v. Chr. Es berichtet über traditionelle Anwendungen, die bis ins 5. Jahrtausend vor unserer Zeitrechnung zurückreichen, und enthält zwölf Arzneirezepte mit Aloe zur Behandlung von innerlichen und äußerlichen Symptomen.

Die Ägypter maßen der agavenähnlichen Pflanze nicht nur medizinische, sondern auch mystische Kräfte bei. Als Symbol für die Erneuerung des Lebens und als Wegzehrung für die Wanderung ins Reich der Toten wurde sie Verstorbenen aus besseren Kreisen mit in die Grabstätte gelegt. So begleitete sie auch die Pharaonen auf ihrer letzten Reise. In Kombination mit Myrrhe wurde das Liliengewächs zudem als Einbalsamierungs- und Räuchermittel verwendet. Einem alten Brauch folgend, werden in Ägypten auch heute noch Aloe-Pflanzen rings um Friedhöfe gesetzt. Im Totenkult verschiedener afrikanischer Völker hat die Aloe ebenfalls einen festen Platz.

Kleopatras Schönheitselixier

Neben den kultischen und medizinischen Anwendungen, die sich den Aufzeichnungen zufolge im Wesentlichen auf den Gebrauch als Einbalsamierungs- und Räucherstoff, als Abführmittel oder zur Linderung von Kopfschmerzen und Schnupfen beschränkten, sind auch kosmetische Einsatzmöglichkeiten überliefert. So soll Kleopatra die pflegende Wirkung des frischen Blattmarks als Badezusatz sehr geschätzt haben. Um den Augen strahlenden Glanz zu verleihen, verwendete sie außerdem ein Pulver aus getrockneten Pflanzenteilen.

Schutz vor bösen Geistern

Den Mohammedanern war das Wüstengewächs nicht nur als Heilpflanze, sondern auch als Glücksbringer lieb und teuer. Wer nach Mekka reiste, hängte ein Exemplar an seine Tür, um seine tiefe Verbundenheit mit dem Propheten kundzutun und Mohammeds Schutz für sich und die Seinen herbeizurufen. Außerdem sollte die Pflanze böse Geister abwehren. Dem alten Brauch folgend, wird die Aloe in Ägypten und anderen arabischen Ländern auch heute noch gern über dem Hauseingang aufgehängt. In der Sprache des nordbabylonischen Landes Akkad ist der Name für Aloe – Si-bu-ru – gleichzeitig die Bezeichnung für einen Türschmuck.

Ein interessantes Phänomen: Als Türschmuck aufgehängt, überlebt die Aloe in warmen Gefilden selbst ohne Wasser und Erde oftmals über Jahre hinweg und kann sogar Blüten treiben.

Auf den Spuren der Araber

Die Araber waren die ersten, die Methoden zur Herstellung handelstauglicher Aloe-Extrakte erfanden. Mit Hilfe von mechanischen Pressen oder einfach nur mit den Füßen pressten sie den Saft aus den Blättern, füllten ihn in Ziegenhäute und trockneten ihn an der Sonne. Die so gewonnene aloinhaltige Rohdroge wurde in erster Linie als Abführmittel, daneben aber auch für andere Zwecke eingesetzt. Arabische Händler brachten die Sukkulente nach Asien und Europa. Der Name »Aloe« geht denn auch auf das arabische Wort »alloeh« zurück, das so viel wie bittere, glänzende Substanz bedeutet.

Alexander der Große und die Insel Sokotra

Von der Insel Sokotra aus gelangte die Aloe auch nach Asien. In Indien fand sie Eingang in die ayurvedische Medizin, wo sie noch heute insbesondere wegen ihrer ausgleichenden Wirkung auf die drei Doschas – die »Körpersäfte« Vata, Pitta und Kapha – geschätzt wird.

Arabischen Quellen zufolge soll Aristoteles im 4. Jahrhundert v. Chr. seinem Schüler Alexander dem Großen zur Eroberung der Insel Sokotra im indischen Ozean geraten haben, da es dort eine Pflanze mit bemerkenswerten Heilkräften geben sollte. Für den berühmten Feldherrn eine lohnende Aussicht, denn sie versprach schnelle Genesung für verwundete Krieger – Grund genug, die Insel als eines der Ziele seiner Indienexpedition zu erwählen. Ob er sie jemals betreten hat, ist nicht überliefert; fest steht jedoch, dass die Insel vor dem Golf von Aden in der damaligen Zeit Dreh- und Angelpunkt des Aloe-Anbaus, der Weiterverarbeitung und des Handels war.

Hippokrates – der Vater der modernen Medizin

Etwa um die gleiche Zeit gelangte die Kunde von der heilkräftigen Pflanze nach Griechenland. Hippokrates, der als erster die Heilung von Krankheiten aus dem Bereich des Magisch-Religiösen herauslöste und ihr ein rationales Fundament zu geben versuchte, wusste um die medizinischen Wirkungen der Aloe. Später widmete ihr Pedanios Dioskurides mehrere Seiten in seiner Materia medica, die die abendländische Medizin bis in die Neuzeit hinein maßgeblich geprägt hat.

Von Griechenland aus gelangte das Wissen um die Heilkraft des Liliengewächses auch nach Rom, wo die Aloe schon bald zum therapeutischen Rüstzeug gehörte.

Alte Tradition auf neuem Kontinent

Lange bevor Kolumbus Fuß auf amerikanischen Boden setzte, war die Aloe bei den Ureinwohnern der tropischen Breiten Mexikos, Mittel- und Südamerikas als Heilpflanze geschätzt. In Kolumbien bestrich man Kindern die Hände und Füße mit frischem Blattmark, um sie vor

Insektenstichen zu schützen. Die Indianer heilten damit nicht nur Verbrennungen, Nieren- und Blaseninfektionen sowie Prostataentzündungen, sondern setzten das Gewächs auch als Mittel zur Potenzsteigerung und Lebensverlängerung ein. Auch in der indianischen Legende kommt das Thema des Jungbrunnens vor. Es handelt sich um eine Quelle, die inmitten von Aloe-Pflanzen entspringt. Wer darin badete, sollte um Jahre verjüngt daraus hervorgehen.

Die spanischen Conquistadores

Wenn die spanischen Eroberer und Missionare dem neuen Kontinent auch allerhand Unheil bescherten, hatten sie doch auch Segensreiches im Gepäck. So eben die Aloe, die in Spanien prächtig gedieh und auf deren Heilwirkungen man in den Kolonien nicht verzichten wollte. Zwar wurden von den Spaniern auf Hispaniola, dem heutigen Kuba, und anderen Karibikinseln heimische Aloe-Arten gesichtet, doch die systematische Kultivierung und Heilanwendung führten erst die europäischen Jesuitenpadres ein.

Besonders vielseitig setzten auch die Mayas das Wüstengewächs ein. Von diesem Indianervolk sind viele Rezepte überliefert. Demnach sollen Mütter ihre Brustwarzen mit dem bitteren Aloe-Saft bestrichen haben, um ihre Säuglinge zu entwöhnen.

Die Aloe in Nordeuropa

Durch die Schriften der arabischen, griechischen und römischen Gelehrten gelangte die Kunde von der Heilkraft der Aloe schließlich auch nach Nordeuropa. Die Pflanze aber ließ sich in unseren Breiten nicht kultivieren, und so standen hier lediglich der eingedickte Saft oder das daraus durch Trocknung gewonnene, stark aloinhaltige Pulver zur Verfügung. Damit aber lassen sich viele der heilkräftigen und kosmetischen Wirkungen nicht erzielen, und so wurde die Sukkulente bei uns lange Zeit fast ausschließlich als Abführmittel gebraucht. Dieses »Stigma« blieb der Aloe – zumindest in schulmedizinischen Kreisen. In der deutschen Pharmakopöe wird die Aloe auch heute noch ausschließlich als Wirkstoff zur Darmregulierung geführt.
Einige wenige aber erkannten dennoch den medizinischen Wert des Liliengewächses. Der Arzt und Alchimist Paracelsus, der aufgrund beachtlicher Behandlungserfolge zwar schon bald Berühmtheit er-

Auch in der chinesischen Medizin hat die Aloe von alters her einen festen Platz. Hier wird sie vor allem zur Behandlung von Magen- und Darmbeschwerden, Ekzemen und Verbrennungen, aber auch als Wurmmittel eingesetzt.

langte, wegen seiner revolutionären Therapieansätze aber Zeit seines Lebens unter seinen Kollegen als Außenseiter galt, entwickelte beispielsweise ein Lebenselixier – das Elixier proprietatis – aus Aloe-Tinktur in Kombination mit Myrrhe und Safran.

Auch die Mystikerin und Heilerin Hildegard von Bingen wusste, dass die Einsatzmöglichkeiten der Wüstenpflanze weit über den Gebrauch als Abführmittel hinausreichen. Sie empfahl Aloe-Umschläge bei »Fieber im Magen« (Allergien) und hartnäckigem Husten, einen Aloe-Wein bei Schüttelfrost und ein Aloe-Wasser bei Gelbsucht.

Die berühmten Schwedenbittergetränke stehen in derselben Tradition wie das Paracelsus'sche Lebenselixier. Von dem berühmten Arzt und Astrologen Nostradamus ist ebenfalls eine Rezeptur für ein Lebenselixier auf Aloe-Basis überliefert (Bezugsquelle siehe Seite 94).

Die Aloe – Mythos und Wissenschaft

Unter den Heilpflanzen ist die Aloe zweifellos eine der ganz Großen. Dennoch genoss sie in der westlichen Medizin über lange Zeit hinweg längst nicht den Ruf, den sie angesichts ihrer Vielseitigkeit und Wirksamkeit verdient hätte. Dies liegt sicher daran, dass der Wüstenbewohnerin neben ihren tatsächlichen Wirkungen immer auch mythische, ja sogar göttliche Kräfte zugeschrieben wurden. Man verehrte sie als Pflanze der ewigen Jugend und der Unsterblichkeit – ein Anspruch, dem kein noch so heilkräftiges Kraut gerecht werden kann; für viele Ärzte Grund, sie zu belächeln und links liegen zu lassen.

Auch Erfahrungswerte zählen

Eine Aloe-Pflanze braucht etwa vier Jahre, bis sie volle Wirkkraft erlangt. Um nicht so lange warten zu müssen, brachten die spanischen Eroberer das Liliengewächs in Pflanzkübeln zum Neuen Kontinent. Beeindruckt von deren heilender Wirkung, gab Kolumbus der Aloe in seinen Logbüchern den Beinamen »Arzt im Blumentopf«.

Es kann kein Zufall sein, dass die Aloe von den verschiedensten Völkern der Erde, die kulturell wie geografisch völlig isoliert voneinander lebten, als Heilmittel für stets dieselben Symptome verwendet worden ist. Der Mensch hat Tausende von Jahren gebraucht, um zu einem umfassenden Verständnis der Pflanzenwelt in seinem jeweiligen Umfeld zu gelangen – um zu wissen, was man essen kann und was nicht, was heilt und was schädlich ist. Bei den meisten der auf dem Markt befindlichen Medikamente handelt es sich um Destillate, Kombinationen, Nachbildungen oder Variationen der in der Natur anzutreffenden Substanzen. Viele dieser Substanzen wurden von den Heilkundigen und Ärzten früherer Zeiten mit Erfolg eingesetzt, lange bevor der wissenschaftliche Nachweis ihrer Wirksamkeit erbracht wurde. Mit der Aloe verhält es sich ähnlich: Seit den dreißiger Jahren wurden in verschiedenen Ländern der Erde Forschungen über ihre Wirkungen durchgeführt, und dabei hat sich gezeigt, dass die unscheinbare Pflanze in der Tat Erstaunliches vollbringen kann.

Russland als Pionier der Aloe-Forschung

Als ehemaliger Sowjetstaat war Russland lange Zeit führend in der Aloe-Forschung, da die marxistische Ideologie der volkstümlichen Heilkunde den Vorrang vor der »bourgeoisen« Schulmedizin gab. Aufgrund des fehlenden Konkurrenzdrucks sah die Pharmaindustrie dort zudem keine Notwendigkeit zur kostspieligen Entwicklung ständig neuer Medikamente und konzentrierte sich stattdessen auf das, was altbewährt und preiswert war. Vor diesem Hintergrund sind die Arbeiten von Israel Brekhman, dem Direktor des Instituts für biologisch wirksame Substanzen in Wladiwostok, zu sehen, der die Aloe als erster systematisch untersuchte und ihr schon sehr bald den ihr gebührenden Platz in der sowjetischen Pharmakopöe verschaffte.

In unserer modernen Zeit reichen weder Mythen und Legenden noch positive Erfahrungsberichte, um die Wirksamkeit einer Heilpflanze zu untermauern. Erst durch die Erfolgsberichte moderner Wissenschaftler wird die Aloe medizinisch langsam »salonfähig«.

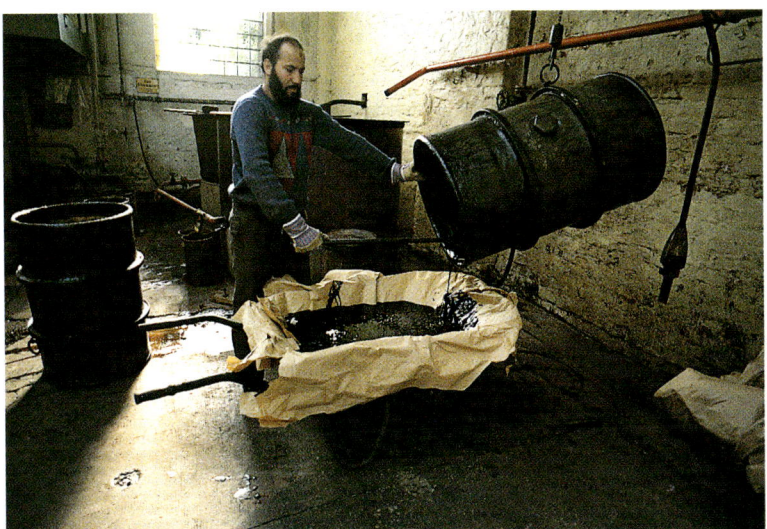

Dank moderner Verfahren ist heute die Gewinnung von Aloe-Gel im großen Stil möglich. Dabei liefert ein Hektar Pflanzen zwischen 13 000 und 34 000 Kilogramm Gel.

Professor Filatow und seine biogen stimulierte Aloe

Schneidet man ein Aloe-Blatt von der Pflanze ab und lagert es unter an sich lebensfeindlichen Bedingungen wie Dunkelheit und Kälte, bietet es alle Lebenskräfte auf, um neu auszutreiben. Diesen Effekt macht sich die Therapiemethode der biogenen Stimulation zunutze.

Wegweisend waren auch die Forschungen des Augenarztes Wladimir P. Filatow. Er stieß in den vierziger Jahren auf ein neues Verfahren zur Behandlung von Augenerkrankungen und darüber hinaus zur Anregung sämtlicher Körperfunktionen. Er stellte fest, dass sich vom Wirtsorgan getrennte Gewebeteile – so auch abgeschnittene Aloe-Blätter – bei Lagerung unter widrigen Bedingungen wie Dunkelheit und Kälte biochemisch neu organisieren und dabei gewissermaßen ihre ganze Reserve an Lebenskraft mobilisieren. Die Extrakte aus solchen »biogen stimulierten« Blättern wirken in erster Linie auf das zentrale Nervensystem.

Mit Spritzen kurmäßig unter die Haut injiziert, lassen sich damit zum Teil beachtliche Heilerfolge erzielen, und das nicht nur bei Augenerkrankungen, sondern bei vielen anderen Leiden von der Anämie über die Impotenz und Hauterkrankungen bis hin zu Strahlenschäden. Filatow war Erfahrungsheilkundler; ihm genügte das Wissen um die Wirksamkeit seiner Gewebetherapie. Zu ergründen, warum sie funktionierte, überließ er seinen Nachfolgern.

Erste Hilfe bei Strahlenschäden

In Deutschland befasst sich die Arbeitsgemeinschaft Grundlagenforschung für Biologische Medizin in Berlin unter ihrem Vorsitzenden Wolfgang Wirth mit den Wirkmechanismen der Biostimulation, so dass die Therapie mittlerweile auch in Deutschland praktiziert wird.

In den USA gelang der Aloe ein erster Durchbruch in der Schulmedizin, nachdem Dr. C. S. Collins und sein Sohn Creston Mitte der dreißiger Jahre über ihre Erfolge bei der Behandlung von Hautverbrennungen nach einer Strahlentherapie berichteten. Die Technik der Röntgenbestrahlung zur Krebsbehandlung steckte damals noch in ihren Kinderschuhen und rief oft extreme Hautschäden hervor, die sich mit konventionellen Methoden kaum heilen ließen. Selbst Hauttransplantationen brachten in vielen Fällen keinen Erfolg. Collins und sein Sohn behandelten diese Art von Verbrennungen mit dem frischen, schleimigen Gel der Aloe vera und beobachteten ein rasches Abklingen der entzündlichen Prozesse. Seither wurde die Anwendung der Pflanze bei Strahlenfolgen – sei es nun infolge einer Strahlentherapie oder von Radioaktivität – eingehend erforscht.

Neues Verfahren erhält die Frische

Das aus der Mesenchymschicht der Wüstenlilie gewonnene Gel ist sehr unbeständig. Innerhalb weniger Stunden oxidiert es an der Luft, und bei diesem Prozess gehen die meisten der heilkräftigen Substanzen verloren. Aus diesem Grund blieben uns in unseren Breiten, wo die Aloe aus klimatischen Gründen niemals großflächig angebaut werden kann, viele der Anwendungsmöglichkeiten verwehrt. So war es ein echter Durchbruch, als es Ende der fünfziger Jahre dem amerikanischen Apotheker und Aloe-Experten Rodney M. Stockton erstmals gelang, das frische Blattmark in einem natürlichen Verfahren haltbar zu machen, ohne nennenswerte Nährstoffverluste in Kauf nehmen zu müssen. Einem im August 1959 im US-amerikanischen Ärzteblatt »Industrial Medicine and Surgery Journal« veröffentlichten Bericht zufolge, konnten mit der von ihm entwickelten Aloe-Salbe schwerste Verbrennungen innerhalb von 48 Stunden in den weniger schweren zweiten Grad überführt werden. In Tierversuchen zeigte sich eine gegenüber herkömmlichen Produkten um 30 Prozent verbesserte Heilungsrate. Mit Stocktons Erfindung war der Weg frei für moderne Aloe-vera-Produkte aus stabilisiertem Gel, wie wir sie heute kennen. Ein weiterer Meilenstein war die Entwicklung von Verfahren, durch die abführende, stark reizende Bitterstoffe wie Aloin und Aloin-Emodin auskristallisiert werden konnten.

Viele Fragen sind noch offen

In der Zwischenzeit wurden von Wissenschaftlern in aller Welt mehr als 1000 Studien veröffentlicht, in denen die Einsatzmöglichkeiten der Aloe beschrieben wurden. Darin wird von Erfolgen bei der Behandlung der verschiedensten Erkrankungen berichtet: von Geschwüren ebenso wie von bakteriellen Infektionen, von Akne und Haarausfall, von Arthritis und Arteriosklerose, von Immunschwäche und Altersdiabetes. Leider fehlen oft umfassende so genannte Doppelblindstudien, wie sie für einen offiziellen Wirksamkeitsnachweis benötigt werden. Deshalb gibt es noch einiges zu erforschen.

Dank der modernen Verarbeitungsverfahren muss Aloe vera nicht mehr aufwändig filetiert werden, so dass die Herstellung von Nahrungsergänzungsmitteln und kosmetischen Rohstoffen im großen Stil möglich ist.

15

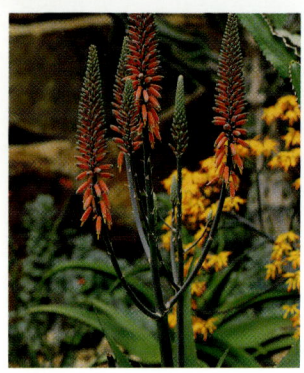

Die unscheinbare Wüstenlilie kann schöne Blüten hervorbringen.

Der Ruf der Aloe als »heilige Pflanze« erreichte auch Pfarrer Sebastian Kneipp. Er kurierte mit einem aus Aloe-Pulver gewonnenen Wasser vor allem Augenleiden bei Kindern.

Das Wirkstoffpaket auf der Fensterbank

Im Himalaya heißt sie Kumari, die lebende Göttin, in Mexiko Sábila, die Wissende. Die Amerikaner nennen sie Silent Healer, und bei uns hat man sie schon als Allheilende und Pflanze der hundert Wunder bezeichnet. Bei all den klingenden Beinamen, die der unscheinbaren Sukkulente in ihrer langen Geschichte gegeben wurden, stellt sich die Frage, ob denn bei so vielen Superlativen nicht immer auch ein Stück Übertreibung mit im Spiel sein muss. Nur allzu oft ist die Kunde von allerlei Wundermitteln durchs Land gegangen, die ebenso schnell kamen, wie sie gingen. Und doch hat sich der Mythos der Aloe über Hunderte, ja Tausende von Jahren gehalten. Was also ist wirklich dran an dieser Heilpflanze, die angeblich alles kann?

Was in der Aloe vera steckt

Ob die Aloe vera nun tatsächlich Wunder vollbringen mag, sei dahingestellt. Fest steht, dass sie einiges an Wunderbarem enthält. Mit neuesten technischen Analysemethoden wurden bis heute an die 160 verschiedene Wirkstoffe in ihr nachgewiesen. Kaum eine andere Heilpflanze besitzt eine so große Vielfalt an aktiven Substanzen wie sie. Dazu gehören Mono- und Polysaccharide, Enzyme, Mineralstoffe, Vitamine, Aminosäuren und zahlreiche andere bioaktive Substanzen, die für die Vitalisierung und Gesunderhaltung des menschlichen Organismus von großer Bedeutung sind.

Bis auf wenige Ausnahmen wie die typische Form des in der Aloe vera enthaltenen Polyuronids oder Acemannans, das man als genetischen Fingerabdruck des Liliengewächses bezeichnen kann, oder das bisher nur hier in dieser Form nachgewiesene Magnesiumlaktat, kommen alle Inhaltsstoffe der Aloe auch in anderen Pflanzen vor. Die bemerkenswerten heilenden, pflegenden, vitalisierenden und tonisierenden Eigenschaften werden daher nicht zuletzt auf den Synergieeffekt zurückgeführt, der sich aus dem Miteinander aller Komponenten in ihrer spezifischen Zusammensetzung ergibt. Das Ganze ist eben immer mehr als die Summe der Einzelteile.

Die wichtigsten Biosubstanzen

Acemannan (Polyuronid)

Dies ist der wohl begehrteste aller Inhaltsstoffe der Aloe vera. Wir haben es hier mit einer langkettigen Zuckerform aus der Gruppe der Mucopolysaccharide zu tun, wie sie in ähnlicher, aber nicht identischer Form auch in Ginsengwurzeln oder Shiitakepilzen enthalten sind. Bis zur Pubertät wird Acemannan im menschlichen Körper selbst gebildet, anschließend muss es von außen – beispielsweise über eine Nahrungsergänzung mit Aloe vera – zugeführt werden. In zahlreichen wissenschaftlichen Untersuchungen wurde dieser Substanz eine das Immunsystem stimulierende Wirkung bescheinigt, was sie für die Stärkung des körpereigenen Abwehrsystems und auch für die Unterstützung bei Immundefekten interessant erscheinen lässt.

Aminosäuren

Diese Substanzen sind die Grundbausteine der Proteine. Die Aloe vera enthält neben vielen nicht essenziellen auch sieben der insgesamt acht essenziellen Aminosäuren. Aminosäuren wie Tryptophan und Phenylalanin sind Entzündungshemmer.

Anthrachinone

Das sind Substanzen, die die Darmperistaltik anregen und damit ausgesprochen verdauungsfördernd wirken.

Bitterstoffe

Dazu gehört z. B. das stark abführende Aloin, das nur in pharmazeutischen Aloe-Präparaten enthalten ist. Aus dem kosmetischen Rohstoff werden sie ebenso wie aus Nahrungsergänzungsmitteln entfernt. Der

Aloin ist ein drastisches Abführmittel. In Nahrungsergänzungsmitteln hat es nichts verloren. In Deutschland liegt der zulässige Aloinanteil für solche Produkte bei einem ppm (part per million), d. h., unter einer Million Molekülen darf sich nur ein einziges Aloinmolekül befinden.

17

leicht bittere Geschmack lässt sich aber nicht ganz eliminieren, so dass Trinksäfte aus Aloe vera immer relativ herb schmecken und für viele Menschen zunächst etwas gewöhnungsbedürftig sind.

Enzyme

Das sind so genannte Designerproteine, die im Organismus als Katalysatoren wirken und bei der Aufschließung der verschiedenen Nahrungsbestandteile jeweils eine ganz spezielle Aufgabe übernehmen. Sie sind für die Steuerung des gesamten Stoffwechsels verantwortlich. In der Aloe vera sind 15 verschiedene Enzyme nachweisbar.

Fettsäuren

Fettsäuren wie Cholesterol, Campesterol und ß-Sitosterol wirken entzündungshemmend und sind mit dafür verantwortlich, dass die Aloe vera so erfolgreich bei Verbrennungen, Hautverletzungen, allergischen Reaktionen sowie generell bei allen entzündlichen Prozessen im Organismus eingesetzt werden kann. ß-Sitosterol hat gleichzeitig einen regulierenden Einfluss auf die Blutfettwerte, so dass eine Nahrungsergänzung mit Aloe vera für stressgeplagte ManagerInnen und andere Herzinfarktgefährdete besonders empfehlenswert ist.

Während der Begriff »Droge« in der Allgemeinsprache als süchtig machende Substanz verstanden wird, verwendet man ihn in der Pharmazeutik im ursprünglichen Sinn für alle Arten von getrockneten Heilstoffen. Wenn in diesem Buch also von Drogen die Rede ist, ist stets der pharmazeutische Rohstoff gemeint.

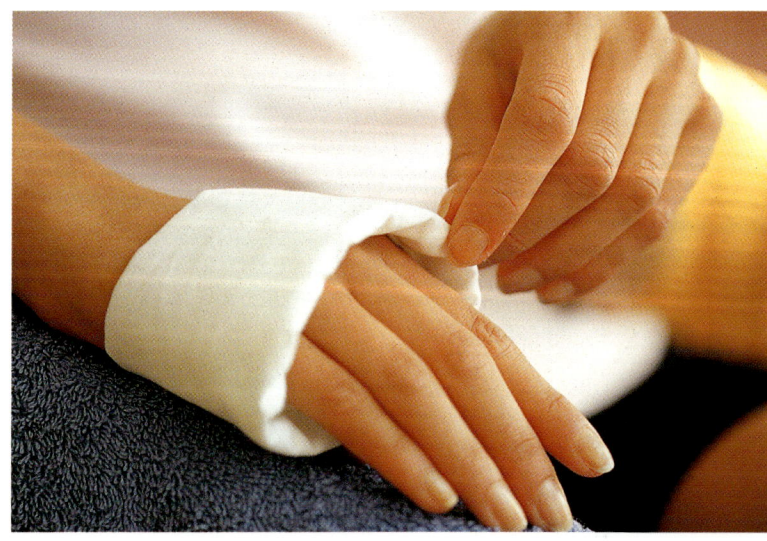

Auch bei Verbrühungen und Verbrennungen sorgen die Inhaltsstoffe der Aloe vera rasch für eine Linderung der Schmerzen und die Regenerierung der Haut.

18

Lupeol

Dieser in der Aloe vera enthaltene Wirkstoff ist chemisch betrachtet eine Chlorverbindung. Lupeol besitzt antiseptische Wirkung und schmerzstillende Eigenschaften.

Magnesiumlaktat

Dieser Stoff ist eine Magnesiumverbindung, die in dieser Form bislang in keiner anderen Pflanze nachgewiesen wurde. Es lindert Schmerzen und beispielsweise auch das unangenehme Spannungsgefühl nach einem Sonnenbrand.

Mineralstoffe

Sie sind zur Aufrechterhaltung der Körperfunktionen unabdingbar. Synthetisch aufbereitete Mineralstoffpräparate werden vom menschlichen Organismus oftmals nicht so gut verwertet. Scheinbar werden Mineralien erst durch die »Vorverdauung« in Pflanzen für den Menschen aufschließbar. Schon allein aus diesem Grund bietet sich eine Nahrungsergänzung mit Aloe vera an. In der Wundheilung spielen Schwefel und Magnesiumlaktat eine wichtige Rolle.

Mucopolysaccharide

Das sind jene langkettigen Zucker, der die Aloe vera einen Großteil ihrer abwehrstimulierenden und zellerneuernden Wirkung zu verdanken hat. Auch das Acemannan gehört zu dieser Gruppe.

Polypeptide

Diese Wirkstoffe sind Immunstimulanzien, die die körpereigenen Abwehrkräfte ankurbeln. In der Aloe vera konnten 23 davon nachgewiesen werden. Im Verein mit Acemannan sind sie für die abwehrstärkenden Eigenschaften der Aloe vera verantwortlich.

Salizylsäure

Sie ist ein sehr bekannter fiebersenkender und schmerzstillender Wirkstoff, der auch die Grundlage zur Herstellung von Präparaten wie Aspirin oder ASS bildet.

Das in der Aloe enthaltene Barbaloin absorbiert Strahlen im ultravioletten Bereich und fungiert damit als biologischer Sonnenschutzfaktor. Damit wirkt es gleichzeitig einer durch Sonnenlicht bedingten vorzeitigen Hautalterung entgegen.

Spurenelemente

Diese Wirkstoffe werden, wie der Name schon sagt, im Körper nur in winzigen Spuren benötigt, übernehmen aber wichtige Funktionen. Sie sind beispielsweise für die Wundheilung mitverantwortlich und wirken entzündlichen Prozessen entgegen.

Vitamine

Vitamine sind für Mensch und Tier gleichermaßen wichtig. Sie beugen Infektionskrankheiten vor, stärken die Abwehrkräfte und sorgen für eine gesunde Haut und kräftiges Haar. Wir brauchen sie nur in kleinen Mengen; fehlen sie aber, führt das oft zu schwer wiegenden Mangelerscheinungen. In der Aloe vera sind vor allem die Vitamine der B-Gruppe vertreten.

Es gibt zwei verschiedene Säfte aus der Aloe:
▶ **Gelber, aloinhaltiger Saft, aus dem die pharmazeutische Droge gewonnen wird und der medizinischen Zwecken dient**
▶ **Vom Aloin befreiter, glasklarer bis bräunlicher Saft, der aus dem Gel hergestellt wird. Nur dieser ist als Nahrungsergänzung geeignet, weshalb er hier als Trinksaft bezeichnet wird.**

Die verschiedenen Aloe-Produkte

Die Basis für die diversen Aloe-Fertigprodukte bildet jeweils eine von zwei völlig verschiedenen Substanzen, die beide aus dem fleischigen Blatt gewonnen werden. Die eine ist der gelbe, bittere Saft aus der Faserschicht. Ihm gilt das Augenmerk der Pharmaindustrie, denn er enthält Aloin, das als Wirkstoff in vielen handelsüblichen Abführmitteln enthalten ist. Die pharmazeutische Droge wird oft nicht aus der Aloe vera (barbadensis Miller), sondern aus anderen Aloe-Arten gewonnen. Für die Lebensmittelindustrie ist dieser Saft nur insofern von Bedeutung, als er als Geschmackszutat im Magenbitter verwendet wird. Hier wirkt er dank minimaler Dosierung ausgesprochen wohltuend und magenberuhigend.

Die andere ist das durchsichtige Gel aus dem Blattinneren, in dem neben einem großen Wasseranteil eine Reihe von bioaktiven Verbindungen steckt, denen die heilende, abwehrstärkende und regenerierende Wirkung der Sukkulente zugeschrieben wird. Dieses wertvolle Gel ist frei von Aloin und ist damit kein Arzneimittel. Es bildet die Grundlage für Nahrungsergänzungsmittel und ist zugleich Basis für den Aloe-vera-Wirkstoffkomplex in kosmetischen Produkten.

Wie man das Gel gewinnt

Gerade wegen der unterschiedlichen Beschaffenheit der einzelnen Blattschichten spielt bei der Gelgewinnung auch die Verarbeitungsmethode eine entscheidende Rolle. Folgende Verfahren sind üblich:

Die Filetierung von Hand

Diese ist sehr aufwändig und teuer und wird nur selten praktiziert. Vorteil: Das Mark kommt gar nicht erst in Kontakt mit dem aloinhaltigen gelben Saft aus der Faserschicht und braucht folglich nicht filtriert zu werden.

Das Walzverfahren

Hierzu wird die Spitze des Aloe-Blattes gekappt und das Gel mitsamt dem gelben Saft durch eine schwere Walze »herausgerollt«. Die so gewonnene Flüssigkeit wird anschließend mit Hilfe hochkomplizierter Filteranlagen vom Aloin befreit.

Das Ganzblattverfahren

Hierbei wird das ganze Blatt zerkleinert und gepresst, so dass auch die unter der Blattrinde konzentrierten Eiweiße und Polysaccharide mit extrahiert werden. Der Nachteil dieses Verfahrens: Bei der anschließenden Filtration wird unter Umständen ein Großteil der bioaktiven Substanzen wieder eliminiert.

Wer eine frische Pflanze auf dem Fensterbrett stehen hat, verwendet ihr Gel zur Intensivpflege gestresster oder geschädigter Haut – beispielsweise um einen Sonnenbrand zu lindern oder Insektenstiche zu behandeln.

Wirkung der aloinhaltigen Aloe

In geringer Dosis wirkt die pharmazeutische aloinhaltige Aloe appetitanregend, tonisierend und verdauungsfördernd. Wegen möglicher erheblicher Nebenwirkungen darf sie in jedem Fall nur auf Anweisung des Heilpraktikers oder Arztes verwendet werden!

Gegenanzeigen der pharmazeutischen Aloe:
▶ Durchfall
▶ Herzbeschwerden
▶ Krampfadern
▶ Hämorrhoidalleiden
▶ Schwangerschaft

21

Die Produktpalette im Überblick

Wer erste Bekanntschaft mit der Wüstenlilie schließen will und sich auf Einkaufstour begibt, könnte sich leicht im Begriffsdschungel verirren, so vielfältig sind die Erzeugnisse aus und mit Aloe. Um das richtige Produkt für Ihre persönlichen Zwecke auswählen zu können, müssen Sie zwischen folgenden Handelsformen unterscheiden:

▶ Die aloinhaltige arzneiliche Droge der Aloe, die aus dem getrockneten, gelben Saft vor allem der Kap-Aloe, der Sokotra-Aloe und der Curaçao-Aloe gewonnen wird und die nur in Apotheken in Form von Pulver und klein geschnittenen Würfelchen erhältlich ist.

▶ Die daraus hergestellten offizinellen Zubereitungen wie beispielsweise Tinkturen und alkoholische Auszüge.

▶ Die daraus hergestellten homöopathischen Verdünnungen.

▶ Das aloinfreie Nahrungsmittel aus der Aloe vera, das pur in Form von Trinksaft, Trinkgel oder mit anderen Zutaten gemixt als Trinkzubereitung – den so genannten Aloe-vera-Drinks – erhältlich ist und je nach Verarbeitungsverfahren aus dem Blattmark (»Gel«) oder auch dem ganzen Blatt (»Ganzblatt« oder »whole leaf«) gewonnen wird.

▶ Der ebenfalls aloinfreie kosmetische Grundstoff aus dem Gel oder ganzen Blatt, der u. a. wegen seiner pflegenden, heilenden und hautstraffenden Wirkung geschätzt wird. Er wird als Aloe vera flüssig, oft aber auch als Gel bezeichnet, obgleich er von der Konsistenz her flüssig und mit dem als »Saft« angebotenen Nahrungsmittel identisch ist. Er ist in unterschiedlichen Konzentrationen erhältlich.

▶ Das durchsichtige, gallertartige Aloe-vera-Gel, das aus diesem kosmetischen Grundstoff unter Zusatz von so genannten Gelbildnern hergestellt wird (Packungsaufschrift lesen!).

▶ Fertige Kosmetika und Pflegemittel mit einem mehr oder minder großen Anteil an Aloe-vera-Gel – von der Creme über das Haarwaschmittel bis hin zur Zahnpasta.

▶ Das aus Aloe vera und pflanzlichen Ölen hergestellte Mazerat, in dem die öllöslichen Wirkstoffe der Pflanze enthalten sind und das unter der Bezeichnung »Aloe-vera-Öl« vertrieben wird. Es eignet sich zur Herstellung von Lipgloss und zur After-Sun-Pflege.

Neben all diesen Extrakten oder Zubereitungen gibt es außerdem die Möglichkeit, frische Aloe-vera-Blätter zu kaufen (siehe Seite 94). So können die angewandte Menge und Qualität selbst kontrolliert werden.

Die Aloe als Zimmerpflanze

Von den Inhaltsstoffen her betrachtet können Aloe-vera-Pflanzen, die in unseren Breiten auf dem Fensterbrett wachsen, den Freilandexemplaren aus dem sonnigen Süden nicht das Wasser reichen. Die Aloe ist eben nicht für unsere klimatischen Bedingungen ausgelegt. Dennoch haben auch im Blumentopf gehaltene Exemplare vor allem für den Notfalleinsatz einiges zu bieten, sofern bei der Haltung und Pflege bestimmte Regeln beachtet werden. Es lohnt sich also auf jeden Fall, sich eine Pflanze zuzulegen.

Am einfachsten – ein Ableger

Aloe-Pflanzen können aus Samen oder Ablegern gezüchtet werden. Wenn Sie das Glück haben, einen Blumenfreund zu kennen, der ein Exemplar auf dem Fensterbrett hält, können Sie ihn um eine Baby-Aloe bitten. Ausgewachsene Pflanzen bilden nämlich reichlich Triebe, die nach spätestens ein bis zwei Jahren entfernt werden müssen, um eine Auszehrung der Mutterpflanze zu vermeiden. Ansonsten können Sie eine kleine Pflanze auch bei den in den Bezugsquellen genannten Anschriften (siehe Seite 94) bestellen.

Wenn Sie im Blumenhandel kaufen möchten, achten Sie darauf, dass Sie auch wirklich eine Aloe vera bekommen und keine ihrer Artverwandten. In Pflanzenzentren wird häufig die Aloe miloti angeboten – eine weit verbreitete, anspruchslose Art, die mit einem Minimum an Pflege auskommt. Äußerlich sieht sie zwar der Aloe vera recht ähnlich, hat aber nicht die gleichen gesundheitsfördernden Kräfte wie ihre berühmte Verwandte.

Erde und Wasser

Die Babypflanze wird in einen Blumentopf (mit Loch!) eingesetzt. An den Boden stellt sie keine großen Ansprüche. Am liebsten ist ihr eine wasserdurchlässige Mischung aus zwei Teilen Sand und einem Teil

Zur Familie der Liliengewächse gehören neben der Aloe auch der Lauch, der Spargel, die Zwiebel, die Hyazinthe und der Stern von Bethlehem. Einige dieser Verwandten der Aloe haben ebenfalls heilkräftige Wirkung.

Bringen Sie keine wild wachsende Aloe aus dem Urlaub in sonnigen Gefilden mit! Alle Arten sind an ihren natürlichen Standorten durch das Washingtoner Artenschutzabkommen geschützt und dürfen nicht ausgeführt werden. Nur Samen, Ableger und Blätter von eingebürgerten oder künstlich vermehrten Pflanzen werden davon nicht erfasst.

Blumenerde. Gießen Sie sie kräftig an, und stellen Sie sie ans Licht. Von nun an heißt es, sparsam mit Wasser zu sein. Damit sie schneller Wurzeln treibt, sollte man erst nach zwei Wochen wieder gießen. Danach braucht die Pflanze erst wieder Wasser, wenn der Boden vollkommen trocken ist.

Im Winter ist eine Ruhepause angesagt. Da reichen ein bis zwei Tassen Wasser alle vier Wochen. Im Sommer darf je nach Witterung einmal in der Woche bzw. einmal alle 14 Tage gegossen werden. Achtung: Staunässe ist der Erzfeind der Aloe!

> Aloe-Pflanzen brauchen viel Licht. Im Topf gehaltene Exemplare vertragen jedoch keine direkte Sonnenbestrahlung, denn sonst verfärben sich die Blätter grau oder rostfarben. Bei indirektem Lichteinfall bleiben sie schön grün.

Ab und zu mal umtopfen

Wenn es der Pflanze zu eng wird, sollten Sie sie umtopfen. Die beste Zeit hierfür ist der Frühling. Dies ist eine gute Gelegenheit für einen Gesundheitscheck der Wurzeln. Fahnden Sie nach winzigen Höckern, die sich möglicherweise daran festgesetzt haben könnten. Das sind Fadenwürmer, die eine Vorliebe für Sukkulenten haben und deren Wachstum hemmen. Entfernen Sie beim Umtopfen immer auch die Ableger. Bleiben sie mit im Topf, zehren sie die Mutterpflanze aus. Einmal im Jahr braucht die Aloe außerdem eine Portion guten Naturdünger wie z. B. Guano.

Im Freien wächst die Aloe schneller als im Haus. Am besten, Sie stellen sie den Sommer über auf den Balkon oder in den Garten. Achten Sie darauf, dass Ihre Aloe in Regenperioden nicht vernässt. Günstig ist ein überdachter Platz im Freien. Wenn der Herbst kommt und die Temperatur nachts auf unter 5 °C abzusinken droht, holen Sie sie wieder herein. Auch bei längeren Schlechtwetterperioden gehört die Pflanze ins Haus.

Abhilfe gegen Schädlinge

Dickblattgewächse wie die Aloe sind in der Regel pflegeleicht und robust. Gegen Schädlinge ist sie bestens gewappnet. Insekten mögen den Geruch des bitteren Safts nicht und meiden die Wüstenlilie. Da die Wachstumsbedingungen in unseren Breiten für eine Exotin wie sie nicht gerade ideal sind, kann es dennoch zu Schädlingsbefall kommen. Verwenden Sie keine chemischen Spritzmittel, wenn Sie Ihre Aloe als Heilpflanze nutzen wollen! Die folgenden Parasiten sind am häufigsten zu beobachten.

Wollläuse

Die Schädlinge lieben Trockenheit und treten daher vermehrt im Winter auf. Sie sehen aus wie winzige Asseln und sitzen meist in den Blattachseln. Die Eiablagen sind wie in Watte gepackt. Um der Plage Herr zu werden, bestreichen Sie alle sichtbaren Tierchen mit Brennspiritus. Das geht am besten mit einem Wattestäbchen.

Schildläuse

Man erkennt sie an den klebrigen Ausscheidungen, die man hier und da auf den Blättern findet. Die Läuse selbst sind mikroskopisch klein. Man sieht nur die ein bis zwei Millimeter großen bräunlichen Schilde, unter denen sie sich verbergen. Die Schädlinge sind schwer loszuwerden. Kratzen Sie die Schilde mit einer alten Zahnbürste und lauwarmem Seifenwasser vorsichtig ab.

Ein Extratipp für Gartenfreunde: Mischen Sie 1 Gramm pharmazeutisches Aloe-Pulver mit 1 Liter Wasser, und gießen Sie damit schneckengefährdete Pflanzen. Die gefräßigen Plagegeister mögen den Geschmack nicht und ziehen sich zurück.

Spinnmilben

Die winzigen Spinnentiere bilden netzartige Gespinste rings um die Dornen sowie an den Blattunterseiten und hinterlassen beim Saugen schwarze Pünktchen an den befallenen Stellen. Erkrankte Pflanzen zeigen zudem oft eine graue bis gelbliche Verfärbung. Die Insekten sind leider sehr hartnäckig und mit natürlichen Mitteln kaum zu vertreiben. Da sie es gern warm und trocken haben (Heizungsluft!), hilft es manchmal, den Standort der Pflanze zu wechseln und sie öfter mit Wasser zu besprühen. Befallene Teile schneiden Sie am besten ab.

Fadenwürmer

Sie sitzen an den Wurzeln und lassen die Aloe von unten her absterben. Befallene Pflanzen sind leider nicht zu retten. Um eine Ansteckung zu vermeiden, auch den Topf mitsamt der Erde wegwerfen. Die gesunden Blätter können Sie vorher abschneiden und verwenden.

25

Die Ernte

Anders als auf den Plantagen im sonnigen Süden ist im Kübel auf »Balkonia« immer Erntezeit, sobald die Pflanze erst einmal drei bis vier Jahre alt ist. So lange nämlich braucht sie, um ihre Inhaltsstoffe voll auszubilden. Zum fachgerechten Ernten schneiden Sie jeweils das unterste Blatt von oben her dicht am Stamm mit einem scharfen Messer an und ziehen es zur Seite weg. Es ist am reifsten und dicksten und enthält damit auch am meisten Gel. Sie können ruhig auch nur ein Stück des Blattes abschneiden, denn die Aloe entfaltet ihre heilenden Kräfte nicht nur bei Mensch und Tier, sondern weiß auch sich selbst bei Verletzungen gut zu helfen. Innerhalb kürzester Zeit kann sie die Schnittstelle verschließen.

In Polen findet man so gut wie in jedem Haus eine Aloe-Pflanze. Sie wird dort nicht nur als hübscher Schmuck geschätzt, sondern gleichzeitig als eine Art natürliche Apotheke verwendet.

Frischblattgel in der Praxis

In unserer modernen Zeit haben viele von uns verlernt, mit den Rohstoffen umzugehen, so wie die Natur sie uns bietet. Wir sind es gewohnt, unsere Lebensmittel, Kosmetika und Pflegeprodukte fertig abgepackt im Laden zu kaufen. Kein Wunder, dass manche von uns erst eine gewisse Hemmschwelle überwinden müssen, um sich an die Verwendung der frischen Aloe heranzuwagen. Schließlich sieht die Pflanze mit ihren dornenbewehrten, dolchartigen Blättern alles andere als einladend aus. Um die positiven Wirkungen der Aloe wirklich kennen zu lernen, lohnt sich dennoch ein Versuch. Sie werden sehen, es ist ganz einfach!

Auch im Versand zu haben

Über eines sind sich die Aloe-vera-Kenner einig: Das frische Blatt ist immer besser als jeder noch so gut konservierte Extrakt. Wer keinen grünen Daumen hat, kann bei bestimmten Anbietern auch direkt von Plantagen in Spanien oder den USA importierte frische Blätter beziehen (Bestelladressen siehe Seite 94). Dank optimaler Wachstumsbedingungen ist das Gel der dort wachsenden Pflanzen wirksamer als von Exemplaren, die auf der heimischen Fensterbank gezogen werden. Außerdem spart man sich die mehrjährige Wartezeit, die die Aloe braucht, um zur Erntereife zu gelangen. Ein Blatt wiegt etwa 600 bis 800 Gramm, und 100 Gramm kosten zwischen 5 und 7 DM. Es hält sich im Gemüsefach des Kühlschranks mehrere Monate lang.

Das Mark auslösen

Schneiden Sie von dem frisch geernteten Blatt zunächst die dornigen Ränder ab, und lassen Sie den gelben Saft vollständig abfließen, bevor Sie das Blatt verwenden. Halten Sie dazu das Blatt mit der Schnittstelle schräg nach unten. Verwenden Sie den Saft nicht! Er hat eine stark reizende Wirkung. Schneiden Sie nun von dem Blatt ein Stück in der benötigten Größe ab, halbieren Sie es längs, und kratzen Sie mit einem Löffel vorsichtig das durchsichtige Gel heraus.

Oder Sie schneiden den linken und rechten Blattrand ab und lösen das Gel mit einem scharfen Messer von der grünen Schale, um das »Filet« zu erhalten. Schaben Sie die Schale nicht ab, denn sie kann noch Reste des aloinhaltigen Safts enthalten!

Auch das aus dem frischen Blatt gewonnene Gel kann eventuell noch Reste von Aloin enthalten, denn selbst bei sorgfältigem Schälen gelangt es manchmal in Kontakt mit dem gelben, harzigen Saft aus der Faserschicht. Hierdurch kann sich eine mehr oder minder starke abführende Wirkung ergeben. Nur ganz reines Gel ist zur innerlichen Anwendung geeignet. Auch die Augen dürfen nur mit dem reinen Gel behandelt werden, um Schleimhautreizungen zu vermeiden!

Eine Eigenbehandlung mit Naturheilmitteln kann in folgenden Fällen ohne Risiko durchgeführt werden:
▶ **Bei unkomplizierten Krankheiten, die Sie kennen und deren Beschwerden sich stets als überschaubar erwiesen haben**
▶ **Bei Beschwerden, denen eindeutig keine tiefere Krankheitsursache zugrunde liegt**

Die Verwendung von Frischblattgel

▶ Als Nahrungsergänzung
▶ Zur Pflege bei Hautproblemen
▶ Bei Sonnenbrand
▶ Zur Gesichtskosmetik
▶ Bei Insektenstichen
▶ Bei Verbrennungen
▶ Bei Abschürfungen und Schnittwunden

Ein ausgezeichnetes Haut-pflegemittel ist der Aloe-vera-Ölauszug, den Sie selbst aus Aloe-Gel und einem sehr hochwertigen Pflanzenöl gewinnen können (Rezeptur siehe Seite 74).

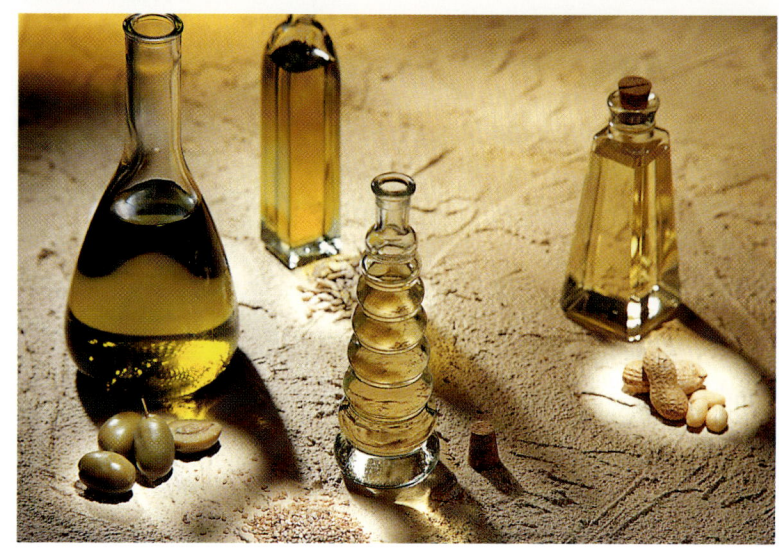

Äußerliche Anwendung

Auch Verletzungen oder Ekzeme bei Hunden, Katzen oder Pferden heilen schneller, wenn man ein Stück Aloe-Blatt mit der Gelseite nach innen auflegt. Mehr zur Behandlung von Haustieren siehe Seite 93.

Wie bei der innerlichen Anwendung wird auch hier immer nur das Gel verwendet. Sie können es entweder, wie oben beschrieben, aus dem Blatt herauslösen oder einfach die dornigen Ränder abschneiden und das Blattstück längs halbieren. Anschließend legen Sie es mit der Gelseite nach unten auf die Haut auf. Diese Anwendung hat sich in der Praxis als die wirkungsvollere erwiesen, wohl weil hier dank der weitgehend intakten Blattstruktur der Synergieeffekt besser zum Tragen kommt. Aloe-Frischblattgel wird von der Haut schnell aufgenommen. Tragen Sie es dick auf, und erneuern Sie Umschläge alle halbe Stunde, bis sich der gewünschte Erfolg einstellt.

Bei der Behandlung von Ekzemen mit dem Gel des frischen Blattes kann es in seltenen Fällen zu einer Austrocknung der Haut kommen. Dies beeinträchtigt aber nicht die heilende Wirkung. In diesem Fall können Sie das Gel vor dem Auftragen mit etwas reinem, kaltgepressten Pflanzenöl mischen. Geeignet sind dafür z. B. süßes Mandel- oder Olivenöl. Oder Sie können auf eines der handelsüblichen, stabilisierten Gele ausweichen.

Achtung Offene Wunden und Hautabschürfungen müssen vor dem Auftragen des Gels sorgfältig gereinigt werden. Die Wirkstoffe der Aloe dringen nämlich tief in das Gewebe ein und könnten äußerlich anhaftende Bakterien mit einschleusen. Dies würde unweigerlich zu Infektionen führen.

Ein Hinweis für Allergiker

Das reine, schleimige Gel aus dem Blattinneren ist frei von Reizstoffen und wird normalerweise gut vertragen. In wenigen Einzelfällen (laut Statistik bei etwa einem Prozent aller Menschen) kann es jedoch zu einer allergischen Reaktion kommen. Um zu testen, ob bei Ihnen eine Überempfindlichkeit gegen einen oder mehrere Inhaltsstoffe der Aloe infrage kommt, empfiehlt es sich, in der Armbeuge ein wenig frisches Gel aufzutragen. Zeigt sich nach etwa einer halben Stunde keine Hautreizung, können Sie das Gel unbesorgt verwenden. Wer empfindlich ist, sollte aber auf jeden Fall darauf achten, dass der gelbe Saft aus der Faserschicht nicht pur auf die Haut gelangt.

Innerliche Anwendung

Spätestens dann, wenn sich der Körper nach Regeneration, Reinigung und Entschlackung sehnt, vor lauter Stress wieder einmal der Magen streikt oder die Verdauung nicht mehr mitspielt, ist es Zeit für eine Nahrungsergänzung mit Aloe-vera-Frischblattgel. Je nach Zubereitungsart können Sie das Gel entweder mit dem Pürierstab verflüssigen oder in Würfelchen schneiden. Auch eine Weizengraspresse eignet sich zum Zerkleinern. Zum Trinken wird das pürierte Gel in ein Glas Saft eingerührt. Die Gelstückchen können Sie auch gut unter einen Salat mischen (Rezepte siehe Seite 50ff.).

Achtung Der Geschmack des frischen Aloe-Gels ist alles andere als ein Honigschlecken! Wer es zum erstenmal kostet, wird sicherlich den Mund verziehen. »Neulinge« fangen am besten mit kleinen Mengen an. Für Menschen mit sensiblem Gaumen empfiehlt es sich, das Gel mit Saft oder unter eine Speise zu mischen.

In der Aloe vera sind zwar viele verschiedene bioaktive Substanzen nachzuweisen, aber in relativ geringer Menge. Der Synergieeffekt, also das optimale natürliche Zusammenspiel der einzelnen Inhaltsstoffe, scheint einen Großteil der Wirkung auszumachen.

Die Aloe in der Naturheilkunde

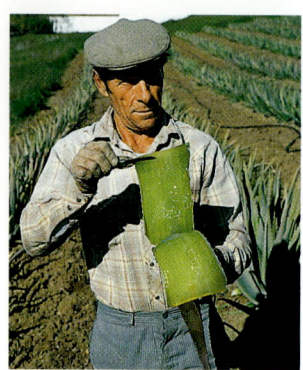

Auch in der sanften Medizin dient Aloe-Gel als Grundsubstanz.

Schon Hippokrates und Paracelsus wussten um die Möglichkeit, Ähnliches mit Ähnlichem zu heilen. In der Homöopathie ist Hahnemanns Ähnlichkeitsgesetz »Similia similibus curentur« – Ähnliches wird mit Ähnlichem geheilt – das wichtigste Prinzip.

Jede Medaille hat zwei Seiten – so auch Gesundheitsreformen, die einerseits kassenärztliche Leistungen immer mehr beschneiden, andererseits aber die Verantwortung für das gesundheitliche Wohlergehen wieder zunehmend dorthin legen, wohin sie gehört: in die Hände des Einzelnen selbst. Mit wachsendem Interesse an der eigenen Gesundheit zeichnet sich ein eindeutiger Trend hin zu natürlichen Heilweisen ab. Vor diesem Hintergrund erklärt sich, warum Naturheilmittel und Heilpflanzen wie die Aloe vera in jüngster Zeit eine echte Renaissance erleben.

Unser aktiver Beitrag ist nicht nur in der Vorsorge, sondern bis zu einem bestimmten Grad auch in der Eigenbehandlung gefragt. Naturheilmittel der verschiedensten Art bieten sich dazu als ein geradezu ideales Instrumentarium an. Sie haben so gut wie keine Nebenwirkungen; trifft der Laie bei der Auswahl also einmal nicht ins Schwarze, so ist das Präparat schlimmstenfalls unwirksam.

Homöopathische Zubereitungen

Der von ihrem Begründer Dr. Samuel Hahnemann (1755–1883) geschaffene Begriff »Homöopathie« bedeutet übersetzt so viel wie Heilen mit Ähnlichem – im Gegensatz zur Heilung mit entgegengesetzt Wirkendem, der Allopathie, wie sie von Schulmedizinern praktiziert wird. Während letztere gezielt gegen Symptome vorgeht und dabei die Ursachen der Krankheit unberücksichtigt lässt, unterstützt die Homöopathie den Körper als »gleichgesinnter« Partner dabei, seine Selbstheilungskräfte speziell auf das Krankheitsgeschehen hin zu lenken und gezielt einzusetzen. Die Art und Weise, mit der die Homöopathie dies bewirkt, mag auf den ersten Blick paradox erscheinen: Sie heilt Krankheiten mit einer Substanz, die bei einem Gesunden ähnliche Krankheitssymptome erzeugen würde. Die Wirkungsumkehr wird durch ein besonderes Verfahren zur Arzneiherstellung – die so genannte Potenzierung – erzielt, bei der der Ausgangsstoff auf bestimmte Weise so oft verdünnt wird, dass davon in dem fertigen Mittel rein analytisch betrachtet nur noch verschwindend wenig oder gar nichts mehr nachweisbar ist. Bei Beachtung der Dosierungsvorschriften können damit selbst Substanzen, die ansonsten als hochgiftig gelten, gefahrlos verabreicht werden.

Was man unter Potenzen versteht

Das Wirkprinzip der homöopathischen Arzneimittel stößt auf die Kritik der wissenschaftlich ausgerichteten Schulmedizin. Die Behandlungserfolge der Homöopathen sind aber nicht von der Hand zu weisen. Die Potenzierung homöopathischer Arzneimittel erfolgt nach folgendem Schema: Ein Tropfen der Urtinktur, also des reinen Extrakts beispielsweise der Aloe, wird mit neun Tropfen Alkohol gemischt und mit zehn Schüttelschlägen versehen. Dies ergibt Aloe D1. Dieser Mischung entnimmt man wiederum einen Tropfen, versetzt ihn mit neun Tropfen Alkohol und verabreicht zehn Schüttelschläge. Dadurch erhält man Aloe D2 – und so immer weiter. Je höher die Potenz, desto intensiver die Wirkung des Arzneimittels.

Nur die Erfahrung mit homöopathischen Mitteln beweist bisher deren Wirksamkeit. Die hohe Erfolgsquote bei der Behandlung von Kindern oder von Tieren zeigt aber, dass mehr als Wunschdenken und Suggestivkraft dahinter stecken muss.

Gute Erfolge bei chronischen Beschwerden

Für die Selbstmedikation empfehlen sich so genannte Niedrigpotenzen: D6 und D12. Die Arbeit mit Hochpotenzen gehört in fachkundige Hände. Auch bei chronischen Krankheiten kommt man als Laie mit der Homöopathie nicht weiter. Hartnäckig wiederkehrende Einzelbeschwerden sind nämlich in der Regel ein Zeichen für eine tiefere, unbekannte Ursprungserkrankung, die im Rahmen einer so genannten Konstitutionsbehandlung ausgeheilt werden muss. Eine solche eingehende Therapie ist empfehlenswert, denn gerade bei chronischen Beschwerdebildern lässt sich damit sehr viel bewirken.

Homöopathische Aloe-Mittel	
Stammpflanze	▶ Aloe socotrina, Aloe ferox oder Aloe africana
Verwendete Ursubstanz	▶ Getrockneter Saft aus den Blättern
Bestandteile	▶ Aloin, Aloe-Emodin und Harz
Darreichungsform	▶ Tabletten, Tropfen, Globuli
Dosierung D6	▶ 3- bis 5-mal täglich 1 Tablette, 8 Tropfen oder 5 Globuli (zur Akutbehandlung in den ersten 5 Stunden stündlich einnehmen)
Dosierung D12	▶ In der Regel reicht 1 Einmaldosis von 1 Tablette, 8 Tropfen oder 5 Globuli

Wann die homöopathische Aloe hilft

Wenn Sie sich beim Heilpraktiker oder Arzt homöopathisch behandeln lassen möchten, sollten Sie sicherstellen, dass dieser auch in der Lage ist, eine entsprechende Anamnese zu erstellen und homöopathische Einzelmittel zu verordnen.

Wie wir eingangs gesehen haben, basiert das Wirkprinzip der Homöopathie auf dem Leitsatz, Ähnliches mit Ähnlichem zu heilen. Nachdem der gelbe, aloinhaltige Saft der Aloe, aus dem das Arzneimittel hergestellt wird, im Normalzustand Durchfall auslöst, ist es in der homöopathischen Verdünnung ein ausgezeichnetes Mittel gegen Durchfall, Blähungen und Beschwerden im Magen-Darm-Bereich. Des Weiteren hilft es bei Hämorrhoidalleiden und auch bei zu starken Monatsblutungen. Wenn Sie sich unsicher sind, ob die Aloe vera auch in Ihrem speziellen Fall das Mittel der Wahl ist, ist von einer Eigenbehandlung generell abzuraten bzw. unbedingt vorher der Arzt oder Therapeut genauestens zu befragen!

Achtung Bestimmte ätherische Öle machen homöopathische Arzneimittel unwirksam, so auch Pfefferminz- und Eukalyptusöl, das in vielen Zahnpastas enthalten ist. Steigen Sie also eventuell während einer homöopathischen Behandlung auf eine andere Sorte um – beispielsweise auf eine mit Aloe vera (Bezugsquellen siehe Seite 94).

Die Grenzen der Selbstbehandlung

In folgenden Fällen sollten Sie generell von einer Eigenbehandlung absehen und sich an einen Heilpraktiker oder naturheilkundlich arbeitenden Arzt wenden:

▶ Bei schlechtem Allgemeinzustand

▶ Bei fiebrigen Erkrankungen, sofern Sie keine Erfahrung mit der Methode Ihrer Wahl – z. B. der Homöopathie – haben

▶ Wenn sich das Beschwerdebild verändert

▶ Während einer Schwangerschaft

▶ Während einer tiefen psychischen oder nervlichen Krise

▶ Wenn Sie auch unter einer schweren chronischen Krankheit leiden

▶ Besondere Vorsicht ist generell bei der Behandlung von kranken Säuglingen und Kleinkindern angezeigt

Die biogen stimulierte Aloe

Um die Aloe in ihrer Heilkraft und kosmetischen Wirkung zu stärken, ist auch das Verfahren der biogenen Stimulation bekannt. Es geht auf den russischen Augenarzt Professor Wladimir Filatow zurück, der folgendem Phänomen auf die Spur kam: Wenn frisch geerntete Blätter der Aloe über etwa 12 bis 15 Tage hinweg bei niedrigen Temperaturen in einem dunklen Raum gelagert werden, so vollzieht sich darin ein biochemischer Umbau, der die Bildung von biologisch hochaktiven Verbindungen zur Folge hat.

Diese werden selbst dann nicht zerstört, wenn der aus diesen Aloe-Blättern gewonnene Saft gekocht, verdampft und wieder in Flüssigkeit zurückverwandelt wird. Wenngleich nach dieser Prozedur weder Eiweiß noch Hormone, ja noch nicht einmal Salze nachzuweisen sind, bleiben die Stimulatoren erhalten. Und was noch interessanter ist: Sie bewahren nicht nur ihre biologischen Eigenschaften, sondern verstärken sie sogar. In Verbindung mit den heilkräftigen Inhaltsstoffen der Aloe entfalten die biogenen Stimulatoren eine vielseitige Wirkung auf die Funktion praktisch aller Organe und Systeme des menschlichen

Auch für andere Heilpflanzen kennt man die biogene Stimulation. Bevor Sie sich einer solchen Behandlung unterziehen, sollten Sie sich von einem mit dem Verfahren vertrauten Heilpraktiker oder Arzt ausführlich beraten lassen.

Organismus. Der Berliner Pharmazeut Wolfgang Wirth hat diese »Gewebetherapie« nach Professor Filatow aufgegriffen und weiter erforscht. Er fand heraus, dass es sich bei den biogenen Stimulatoren um Neurotransmitter (Botenstoffe) handelt, die nach demselben Prinzip wie die Regularmoleküle des Immunsystems wirken. Dies geschieht in erster Linie über das Zentralnervensystem, aber auch in den Geweben und über die Haut.

Produkte mit biogenen Stimulatoren

Die Biostimulation der Aloe ist eine heikle Angelegenheit, denn bei der Lagerung der abgeschnittenen Blätter könnte es leicht zu einer bakteriellen Zersetzung kommen. Es empfiehlt sich also, biogen stimulierte Produkte fertig zu kaufen. Folgende Präparate sind im Handel (Bezugsquellen siehe Seite 94):

▶ Aloe-Injektionslösung aus einer nach homöopathischen Regeln verdünnten Urtinktur, die aus dem biogen stimulierten Saft frischer Blätter der Aloe capensis hergestellt wird

▶ Aloe-Presssaft aus dem Saft frischer, biogen stimulierter Aloe-Blätter

▶ Kosmetika auf der Basis biogen stimulierter Aloe

Bei Injektionen mit biogen stimulierter Aloe besteht ein hohes Risiko von heftigen Unverträglichkeitserscheinungen. Deshalb muss vorher unbedingt getestet werden, ob mit allergischen Reaktionen zu rechnen ist.

Indikationen für biogen stimulierte Aloe

Ursprünglich zur Behandlung von Augenkrankheiten wie dem grauen Star entwickelt, hat sich die Aloe-Therapie inzwischen bei vielerlei Beschwerden als wirksam erwiesen. Neben der Augenheilkunde bietet vor allem die Geriatrie (also sozusagen die Altersheilkunde) ein breites Anwendungsgebiet, denn gerade bei altersbedingten Erkrankungen wie der Arteriosklerose und diversen Schwächezuständen lassen sich gute Erfolge damit erzielen.

Auch bei Hautleiden und Krankheiten, die auf eine Schwächung des Immunsystems oder einen Immundefekt zurückzuführen sind, ist das Behandlungssystem viel versprechend. Biogen stimulierte Aloe-Extrakte werden in Spritzenkuren angewandt. Wenngleich die Diagnose von einem Heilpraktiker oder naturheilkundlich arbeitenden Arzt zu stellen ist, können mutige medizinische Laien sich die Spritzen durchaus selbst geben, da der Extrakt – ähnlich wie das Insulin, das sich Diabetiker selbst spritzen – nur unter die Haut injiziert wird.

Lebenselixiere als Energiespender

Alchimisten wie Paracelsus verfolgten stets das Ziel, bestimmte Substanzen durch die »Kunst« zu verbessern. Sie gaben sich also nicht mit der Verwendung der in der Natur anzutreffenden Heilstoffe zufrieden, sondern strebten danach, das »geistartige« der Arznei zu verbessern und sie gleichzeitig ungiftig und wesentlich ergiebiger zu machen. Während Hahnemann seine homöopathischen Mittel einfach durch Verschüttelung erzielte, griffen die Alchimisten oft auf aufwändige Verfahren zurück.

Eines davon ist uns in Form der Spagyrik überliefert, mit deren Hilfe neben Paracelsus auch der wohl berühmteste Seher des Mittelalters, Nostradamus, Lebenselixiere herstellte, in denen die Aloe eine wichtige Rolle spielte. Diese werden auch heute noch nach Originalrezept zubereitet (Bezugsquellen siehe Seite 94).

Die Herstellung spagyrischer Heilmittel

Die spagyrische Aufbereitung eines Heilmittels erfolgt in drei Stufen:
- ▶ Trennung (Separation)
- ▶ Reinigung (Purifikation)
- ▶ Wiedervereinigung (Kohobation)

Nach Paracelsus haben diese drei Schritte die Aufgabe, »das Falsche vom Gerechten zu scheiden«, um so die Pflanzenkräfte freizulegen und zu verstärken.

Zur Herstellung eines Elixiers werden die gereinigten Pflanzenteile zerkleinert und durch Zugabe von Spezialhefen zur Gärung gebracht. Das entstehende alkoholische Gebräu wird destilliert, die Rückstände werden getrocknet und verascht. Das Destillat wird anschließend mit der Asche gemischt und nach Lösung der Mineralsalze gefiltert. Nach

Das Wort »Spagyria« geht auf das griechische spao = trennen und ageiro = verbinden zurück. Auch heute noch werden spagyrische Essenzen nach der alten Meisterformel der Alchimisten hergestellt: »Löse und binde, und du wirst das Meisterstück, den Stein der Weisen haben.«

einem mehrwöchigen Reifeprozess wird die gewonnene Essenz potenziert und anschließend – dies ist neu an dem Rezept – energetisch dynamisiert und mit Pyramidenenergie aufgeladen.

Die Wirkweise des Lebenselixiers

Durch den komplexen alchimistischen Herstellungsprozess soll die Heilinformation der Pflanzen – z. B. der Aloe in Kombination mit anderen Gewächsen – so transformiert werden, dass sie statt der physischen die psychisch-geistige Ebene anspricht. Die Essenz setzt bestimmte Energiefrequenzen im Körper frei, durch die die Regulationskräfte des Menschen aktiviert werden. Auf diese Weise werden das Nervensystem gestärkt, die Stimmungslage aufgehellt und das seelische Gleichgewicht wiederhergestellt. Das Lebenselixier vertreibt auch Müdigkeit und hilft, Prüfungsstress zu bewältigen.

Ein guter Alchimist beachtet bei der Zubereitung seiner Essenzen stets auch die kosmischen Rhythmen, um deren Wirkung mit Hilfe der Sternenkräfte zusätzlich zu erhöhen.

Die Dosierung
Bei Bedarf kann man 8 Tropfen Essenz einnehmen; gegebenenfalls kann die Dosis auf bis zu 1 Teelöffel Essenz gesteigert werden.
Achtung Spagyrische Essenzen dürfen nicht mit Metall in Berührung kommen! Also entweder direkt auf die Zunge träufeln oder mit einem Plastiklöffel abmessen und in etwas Wasser einnehmen.

Der berühmte Schwedenbitter

Ebenfalls in der Tradition der Lebenselixiere steht der Schwedenbitter, auf den schon unsere Großmütter schworen. In Schweden lebte einmal ein Arzt, der wegen seines hohen Alters von sich reden machte. Nicht nur er selbst, sondern auch eine Reihe weiterer Mitglieder seiner Familie wurde weit über 100 Jahre alt. Nach seinem Geheimnis befragt, verwies er auf einen Kräutertrunk, von dem täglich morgens und abends ein Teelöffel in etwas Wasser oder Tee verdünnt einzunehmen sei. Die Kräuterkundige Maria Treben überlieferte uns hierzu ein Hausrezept für die eigene Herstellung. Wer keine Zeit (oder Lust) hat, sich in die Küche zu stellen und den Schwedenbitter selbst anzusetzen, kann nach ähnlichen Rezepturen zusammengestellte Getränke auch im Reformhaus kaufen. Achten Sie jedoch unbedingt darauf, dass auch wirklich Aloe enthalten ist!

Kleiner Schwedenbitter

Lassen Sie sich in der Apotheke folgende Kräutermischung zusammenstellen (Kostenpunkt: etwa 15 bis 16 DM):

Zutaten: je 10 g Aloe-Pulver, Angelikawurzel, Manna, Naturkampfer, Rhabarberwurzel, Sennesblätter, Theriak venezian und Zitwerwurzel, je 5 g Eberwurzwurzel und Myrrhe, 0,2 g Safran, 1,5 l Kornbranntwein

Zubereitung: Die Kräutermischung wird in eine Flasche gefüllt und mit dem Kornbranntwein übergossen. Mindestens 14 Tage lang muss der Aufguss in der Sonne stehen und dabei täglich geschüttelt werden. Anschließend wird er abgeseiht und für den täglichen Gebrauch in kleine Flaschen umgefüllt, die möglichst im Kühlschrank aufbewahrt werden sollten. Mit zunehmender Reife entfaltet der Schwedenbitter immer mehr von seiner Heilkraft.

Blütenessenzen

Mit der Renaissance der naturheilkundlichen Heilweisen hat sich in den letzten Jahren neben der Homöopathie ein weiteres System etabliert, das Anfang der dreißiger Jahre von Dr. Edward Bach entwickelt wurde – die so genannten Bach-Blüten. Der englische Arzt ging davon aus, dass eine Heilung immer auf der psychisch-emotionalen Ebene ansetzen müsse; sei diese gesundet, würden die körperlichen Symptome quasi von allein verschwinden. Das Prinzip funktioniert in etwa so: Ein Mensch leidet unter Magenschmerzen, für die auf der psychischen Seite massive Ängste den Hintergrund bilden. Was diesem Menschen also fehlt, ist Mut. In der Bach-Blütentherapie wird nun eben diese fehlende Eigenschaft in einer Pflanze gesucht, beispielsweise in der Gauklerblume (Mimulus), die bisweilen an so steilen Klippen wächst, dass man schon beim bloßen Hinschauen weiche

Der kleine Schwedenbitter ist ein wunderbares Stärkungsmittel und mobilisiert die Abwehrkräfte. Ein besonderer Tipp: Vor ungewohnter körperlicher Betätigung eingenommen, vermindert er das Risiko eines Muskelkaters.

Knie bekommt. Gelingt es nun, die Energiefrequenz des heldenhaften Gewächses auf den Menschen zu übertragen, verliert sich dessen Angst, und sein Magen hört auf zu schmerzen.

Sanfter Ausgleich ist das Behandlungsziel

Dr. Bach wählte in seinen letzten acht Lebensjahren 38 verschiedene Essenzen aus, die aus bestimmten Gefühlszuständen heraushelfen können. Nach ihm kamen andere, die seine Sammlung um unzählige weitere Blütenmittel erweiterten.

Auch die Aloe vera hat sich unter ihnen einen festen Platz erobert. Blütenessenzen sind keine Medikamente im eigentlichen Sinne. Sie übertragen auf energetischem Weg bestimmte Pflanzeneigenschaften auf den Menschen und können damit einen Ausgleich von psychisch-emotionalen Defiziten bewirken. Etwaige psychosomatische Beschwerden auf der körperlichen Ebene werden dabei quasi »nebenbei« mitgeheilt.

Während für alle anderen Aloe-Anwendungen immer nur das Blatt verwendet wird, werden die Blütenmittel, wie der Name verrät, aus der Blüte der Pflanze gewonnen, die sich unter guten Wachstumsbedingungen im August bis September zeigt.

Die Herstellung von Blütenessenzen

Um die energetischen Frequenzen der Blüten zu extrahieren, empfiehlt Dr. Bach zwei Verfahren:

▶ Die Sonnenmethode, die an heißen Sommertagen oder in wärmeren Klimazonen eingesetzt wird und bei der die Blüten einer Pflanzenart in eine Schale mit reinem Quellwasser gelegt und mehrere Stunden lang der Sonne ausgesetzt werden

▶ Die Kochmethode, die eher an kälteren Tagen praktiziert wird und bei der die ausgewählten Blüten eine Zeit lang in reinem Quellwasser gekocht werden

Das so gewonnene Blütenwasser wird mit gleichen Teilen Alkohol konserviert und als so genannte Uressenz abgefüllt. Zwei Tropfen dieser Essenz in zehn Milliliter Alkohol (meist in Form von Weinbrand) gelöst, ergeben die so genannte Stock Bottle. Dies ist das Vorratsfläschchen, das im Handel erhältlich ist. Für den persönlichen Gebrauch wird daraus die Einnahmeflasche hergestellt. Dazu werden je zwei Tropfen der gewählten Essenzen aus der Stock Bottle entnommen und mit 30 Milliliter Quellwasser (oder einem guten Mineralwasser ohne Kohlensäure) bzw. Weinbrand vermischt. Als Dosierung sind dreimal täglich zehn Tropfen aus der Einnahmeflasche üblich, bei Bedarf kann diese Menge stündlich genommen werden.

Fertigprodukte mit Aloe vera

Folgende Blütenessenzen mit Aloe sind im Handel:
▶ Kalifornische Blüte von der US-amerikanischen Flower Essence Society (FES), die als erste das Verfahren von Dr. Bach aufgegriffen und zahlreiche neue Mittel herausgebracht hat
Einsatzmöglichkeiten: Bei Überarbeitung, Müdigkeit, Erschöpfung und dem Gefühl der Leere, der Kraftlosigkeit und des Ausgebranntseins. Besonders geeignet ist die Blüte für all jene, die es mit dem Pflichtbewusstsein allzu ernst nehmen und deshalb immer wieder über die Grenze ihrer Leistungsfähigkeit hinausgehen. Gut kombinierbar ist sie mit der Original-Bach-Blüte »Olive«.
Stichwort: Erneuerung der schöpferischen Lebenskraft
▶ Blütenessenz von Desert Alchemy (DA) in Arizona
Einsatzmöglichkeiten: Bei Zweifeln an der eigenen Chance zur Genesung und mangelnder Zuversicht.
Stichwort: Vertrauen
▶ Hawaiianische Blüte »Panini-awa'awa« von Aloha Flower Essences
Einsatzmöglichkeiten: Zur Erleichterung des Entzugs von psychotropen Drogen und »Reparatur« des menschlichen Energiefelds.
Stichwort: Ich gehöre in diese Welt

Nur auf Bestellung erhältlich

Während die Original-Bach-Blüten mittlerweile über viele Apotheken bezogen werden können, sind die Mittel anderer Anbieter in Deutschland oft schwer zu finden. Am einfachsten ist die Beschaffung dieser Blütenessenzen daher über den Spezialversandhandel (siehe Bezugsquellen Seite 94).

Trotz der manchmal etwas komplizierten Beschaffung der Bach-Blütenessenzen sollte man auf den Versuch verzichten, sie selbst herzustellen. Neben der unkalkulierbaren Schadstoffbelastung selbst gesammelter Blüten bilden sich beim Ansetzen der Essenz leicht Fäulnisbakterien oder Schimmelpilze.

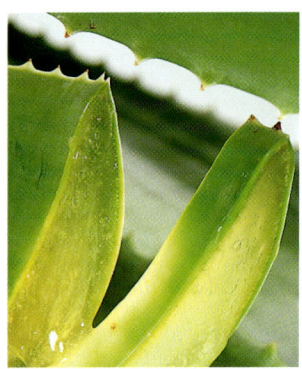

Aloe-Saft vitalisiert den gesamten Organismus.

Mit Aloe die Nahrung aufwerten

Anders als noch vor einer Generation, als es in puncto Ernährung vor allem darum ging, satt zu werden, brauchen wir uns in unserer modernen Wohlstandsgesellschaft über einen Mangel an Nahrungsmitteln nicht zu beklagen. Ganz im Gegenteil! Das Warenangebot von Supermärkten, Lebensmittelläden und Wochenmarktständen ist üppiger denn je. Das Problem unserer Tage ist ein ganz anderes.

Bei uns muss alles schnell gehen. So stehen statt des Getreidebreis von einst oft Fertiggerichte, Kantinenessen, Fastfood und Pausensnacks auf dem Speisezettel, und viele von uns füllen sich den Magen mit einem Übermaß an »leeren« Kalorien. Und selbst bei ausgewogener, weitgehend natürlicher Kost fehlen unseren Nahrungsmitteln manchmal die Vitalstoffe, die wir brauchen, um den erhöhten Anforderungen unseres hektischen Alltags gewachsen zu sein.

Kein Wunder, dass viele von uns so anfällig für Infekte sind, die Verdauung streikt und unsere Haut fahl aussieht. 85 Prozent aller Krankheiten – auch so gravierender wie Krebs und Diabetes mellitus –, so berichtet die Weltgesundheitsorganisation WHO, sind auf falsche Ernährung zurückzuführen. Eine vitalstoffreiche Nahrungsergänzung erscheint da gerade in unserer heutigen Zeit dringend geboten.

Erst in Kombination mit einer ausgewogenen Ernährung und angemessenen Lebensweise kommen die Wirkungen einer Nahrungsergänzung mit Trinksäften, Mixgetränken oder dem Frischblattgel der Aloe vera voll zum Tragen.

Das Extra fürs Wohlbefinden

In den USA haben Nahrungsergänzungsmittel aller Art Hochkonjunktur, so auch Aloe-vera-Drinks von mehr oder minder guter Qualität. Bunte Etiketten und eindringliche Worte lassen gelegentlich den Eindruck entstehen, wir hätten es hier mit Wundermitteln zu tun, die uns ohne viel Aufwand und persönliches Engagement von allerlei Krankheiten befreien. Man brauche bloß ein paar Löffelchen davon zu nehmen, und schon sei alles gut. Doch ganz so einfach ist es natürlich nicht. Eine Nahrungsergänzung ist, wie das Wort schon sagt, eine Extraportion Gesundheit, die unseren Speiseplan komplettieren und unsere Kost aufwerten soll.

Damit sie ihre wohltuende Wirkung entfalten kann, müssen erst die Grundvoraussetzungen für unser körperliches Wohlbefinden geschaffen werden. Und diese sind in erster Linie eine ausgewogene Ernährung und eine gesunde Lebensweise, bei der auch der Genuss und die Freude nicht zu kurz kommen. Schließlich soll es uns auch seelisch gut gehen.

Aloe vera als Gesundheitsdrink

Im Gegensatz zu den bisher beschriebenen naturheilkundlichen Anwendungen hat der Einsatz der Aloe vera als Nahrungsergänzung keine jahrhundertealte Tradition, sondern ist ein relatives Novum. Erst in den siebziger und achtziger Jahren wurde die Sukkulente als Lebensmittel entdeckt, und Mitte der achtziger Jahre gab es erste größere Studien zur positiven Wirkung des Trinksafts auf die Gesundheit. Besonders das US-amerikanische Linus Pauling Institute leistete hier einen wichtigen Forschungsbeitrag und berichtete neben einer Verbesserung des Eiweißstoffwechsels und einer Normalisierung der Verdauung vor allem von einem positiven Einfluss auf Hefepilzinfektionen, Magenübersäuerung und eine angegriffene Darmflora. Gleichzeitig wurde die Unbedenklichkeit einer solchen Nahrungsergänzung bescheinigt.

Aloe vera-Präparate zur Nahrungsergänzung sind keine Heilmittel im Sinne des Arzneimittelgesetzes. Sie zielen darauf ab, Ernährungsdefizite auszugleichen und den Körper von innen heraus zu stärken, damit Krankheiten wenig Chancen haben. Man nimmt sie am besten schon dann, wenn sich noch keine Symptome zeigen.

Reich an abwehrstärkenden Wirkstoffen

Einer der wichtigsten Gründe für eine Nahrungsergänzung mit Aloe vera ist vor allem deren abwehrstärkende Wirkung. Eng daran gekoppelt ist die Fähigkeit der Sukkulente, Genesungsprozesse in Gang zu setzen und zu beschleunigen. Man braucht nicht krank zu sein, um von einer Nahrungsergänzung mit Aloe vera zu profitieren. Ganz im Gegenteil! Die Sukkulente enthält nämlich eine Reihe von Substan-

41

zen, die selbst in einer sorgfältig zusammengestellten Kost entweder gar nicht oder nur in sehr geringen Mengen vorkommen. So sind von den 22 Aminosäuren, die der menschliche Organismus braucht, immerhin 18 darin nachzuweisen, darunter sieben der acht essenziellen, die dem Körper von außen zugeführt werden müssen, da er sie nicht selbst bilden kann.

Insgesamt enthält das stachelige Wüstengewächs über 160 verschiedene bioaktive Substanzen: Vitamin A, B, C und E, Anthrachinone, essenzielle Aminosäuren, viele Mineralien und Spurenelemente, wertvolle Polysaccharide – so auch das abwehrstärkende Acemannan – und Enzyme, die im Stoffwechselgeschehen als Katalysatoren fungieren und ohne die im Organismus im wahrsten Sinne des Wortes nichts laufen würde. Näheres zu den Inhaltsstoffen siehe Seite 17ff.

Am besten ist frischer Saft, d. h. solcher, der nicht aus eingedickter oder getrockneter Ware rückverdünnt wurde – und zwar trotz der Notwendigkeit, Konservierungsmittel wie Natriumbenzoat oder Kaliumsorbat zuzusetzen. Der Unterschied ist etwa wie der zwischen frischem Orangensaft und solchem aus Konzentrat.

Fertigpräparate zur Nahrungsergänzung

Aloe-vera-Nahrungsergänzungsmittel sind von dem abführenden Aloin befreit. Sie werden teils frisch abgefüllt, teils aus Konzentraten oder gefriergetrocknetem Pulver rückverdünnt. Im Wesentlichen sind zwei Formen auf dem Markt:

▶ Trinksäfte aus purem, mit biologischen oder synthetischen Konservierungsmitteln stabilisiertem, meist pasteurisiertem Gel oder Ganzblattextrakt (der Aloe-vera-Anteil sollte nah an 100 Prozent liegen).

▶ Trinkzubereitungen – verkauft unter Bezeichnungen wie »Getränk«, »Drink«, »Nektar« usw. – mit mehr oder weniger viel Gel oder Ganzblattextrakt (gute Präparate kommen mit wenigen Zusätzen aus und haben einen Aloe-vera-Anteil von über 80 Prozent, in anderen sind nicht einmal zehn Prozent enthalten).

Ein Hinweis für Allergiker

Aloe-vera-haltige Getränke müssen zur Haltbarmachung entweder pasteurisiert oder konserviert werden. Als Konservierungsmittel kommen in der Regel Natriumbenzoat und Kaliumsorbat zum Einsatz. Allergieprobleme gibt es hier nur selten. Wer dennoch allergisch auf solche Verbindungen reagiert, sollte lieber auf das frische Blatt ausweichen. Gerade für Allergiker empfiehlt es sich, die Deklaration der Inhaltsstoffe genau zu lesen. Fehlt eine Zutatenliste auf dem Etikett, spricht dies nicht unbedingt für die Seriosität des Herstellers.

Ganzblatt oder Gel – Vor- und Nachteile

Selbst Experten sind sich nicht einig darin, was nun mehr zu empfehlen sei – der Trinksaft aus dem ganzen Blatt oder nur aus dem Gel. Fest steht, dass sich viele Polysaccharide und weitere bioaktive Substanzen in der Schicht direkt unter der äußeren Rinde anreichern. Bei der Gewinnung des Safts aus dem ganzen Blatt werden sie mit extrahiert und sind hier folglich in größerer Konzentration enthalten. Andererseits muss der Ganzblattextrakt einen aufwändigen Filtrationsprozess durchlaufen, bei dem unter Umständen ein nennenswerter Anteil der Nährstoffe wieder entzogen wird. Letztendlich entscheidet der Erfolg, den man mit der Nahrungsergänzung erzielt. Erfahrungsgemäß sind die Wirkungen von qualitativ hochwertigen Trinksäften beiderlei Art in etwa vergleichbar. Es kommt wohl eher auf den Gehalt an Aloe vera als auf die Zahl der verarbeiteten Blattschichten an.

Kaufen Sie möglichst nur Ware aus kontrolliert biologischem Anbau (kbA). Die Blätter der Aloe vera sind ausgezeichnete Speichermedien – nicht nur für Wasser und Vitalstoffe, sondern leider auch für Düngemittelrückstände und Pestizide. Die Pflanzen sollten also tunlichst nichts davon abbekommen haben.

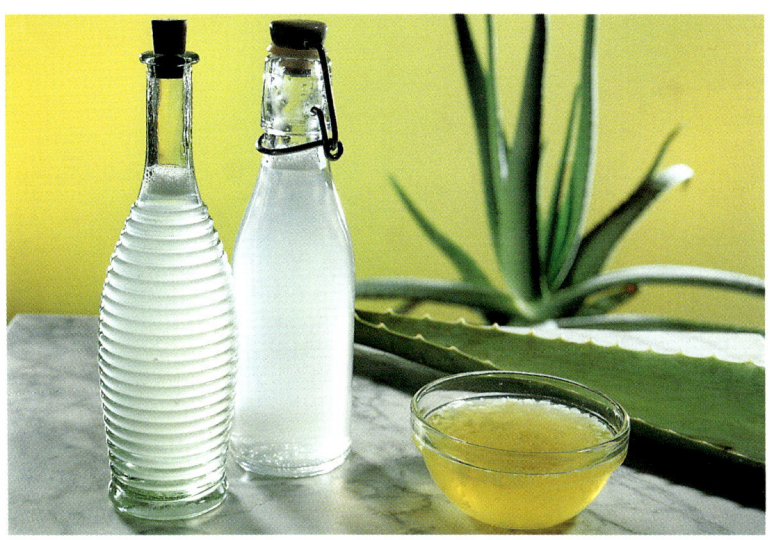

Geschmacklich ist der Aloe-vera-Gesundheitsdrink für die meisten Menschen wohl gewöhnungsbedürftig, aber er leistet eine Menge für Stoffwechsel und Immunsystem.

Die Frage der Konservierung

Ist das Aloe-vera-Blatt im Verarbeitungsprozess erst einmal zerschnitten worden, kommt es sehr schnell zu einer Milchsäuregärung durch den Lactobacillus, ähnlich wie bei der Herstellung von Joghurt. Will der Hersteller keinen »Aloe-vera-Joghurt« produzieren, kommt er also nicht umhin, sein Gel bzw. den aus dem ganzen Blatt gewonnenen Extrakt zu stabilisieren. Auch der Ausbreitung anderer Bakterien muss er entgegenwirken, damit sein Produkt nicht binnen kurzer Zeit »umkippt«. Dies kann entweder mit verschiedenen Hilfsstoffen geschehen oder aber mit einem Verfahren, wie wir es von der Milch her kennen – der Pasteurisierung.

Dabei wird die zu konservierende Substanz etwa drei Sekunden lang hoch erhitzt, um Keime abzutöten. Dies ist zweifellos ein Eingriff in die Natürlichkeit des Produkts, dennoch aber ein eher kleines Übel. Anders als man vielleicht meinen könnte, gehen angesichts der kurzen Erhitzungsdauer selbst die empfindlichen Enzyme nicht verloren. Ob die biologische Aktivität anderer sensibler Inhaltsstoffe erhalten bleibt, ist jedoch nicht sicher. Ebenso ungeklärt sind etwaige Auswirkungen auf den Synergieeffekt.

Unbestreitbarer Vorteil des Verfahrens: Es ist absolut rückstandsfrei. Nachteil: Pasteurisierter Saft ohne Zusatz von Konservierungsmitteln ist im Kühlschrank maximal zwei Wochen lang haltbar. Bei kleineren Einnahmemengen, oder wenn man den Saft nicht täglich nimmt, kann das zum Problem werden.

Seien Sie misstrauisch, wenn ein Hersteller von Aloe-vera-Nahrungsergänzungsmitteln damit wirbt, seine Produkte seien weder pasteurisiert noch würden sie Konservierungsmittel enthalten. Das ist rein technisch überhaupt nicht möglich, denn so ein Saft wäre maximal zwei Tage lang haltbar.

Gefriertrocknung ist besser als ihr Ruf

Aloe-vera-Trinksäfte werden vielfach durch Rückverdünnung aus gefriergetrocknetem Pulver hergestellt. Die Bezeichnung »frisch« verdienen sie dann zwar nicht mehr, doch das Verfahren hat gewisse Vorteile. Zum einen werden die Aloe-Blätter erntefrisch getrocknet, zu einem Zeitpunkt also, zu dem sie einen maximalen Vitalstoffgehalt aufweisen. Im »Trockenschlaf« lässt sich der Extrakt hervorragend lagern. Die Zeit geht einigermaßen spurlos an ihm vorbei. Flüssige

Aloe-vera-Extrakte hingegen zersetzen sich unaufhaltsam. Die beigefügten Konservierungsmittel unterbinden zwar den bakteriellen Verderb, aber dennoch setzt sich ein enzymatischer Umwandlungsprozess in Gang, bei dem bestimmte Azetatgruppen zu Essig werden. Rückverdünntes gefriergetrocknetes Pulver ist also besser als Saft aus Flüssigkonzentrat oder zu lange gelagerter Frischsaft.

Acemannan – das Immunstimulans

Besonders einer der Inhaltsstoffe der Aloe vera hat in den letzten Jahren von sich reden gemacht: das Polyuronid oder Acemannan. Es ist ein wichtiges Immunstimulans, das die Aktivität der Fresszellen (der so genannten Makrophagen), Monozyten, Antikörper und T-Killerzellen in unserem Körper unterstützt, so dass krank machende Bakterien, Viren und Parasiten schnell unschädlich gemacht werden können. Gleichzeitig stärkt es die Abwehrzellen von innen heraus, so dass diese widerstandsfähig gegen aggressive Viren sind. Neben seiner das Immunsystem stimulierenden Wirkung ist Acemannan ein wichtiger Baustein für Haut, Gefäße, Sehnen, Gelenke, Knorpel, Bänder und Knochen. Es sorgt für eine ausreichende Produktion von Gelenkschmiere (wichtig für Arthritispatienten) und unterstützt die Absorption von Wasser und Nährstoffen im Verdauungstrakt.

Nur in wenigen Nahrungsmitteln vorhanden

Wir finden Acemannan im Gel der Aloe, in Ginsengwurzeln, dem chinesischen Astralaguskraut und den japanischen Shiitakepilzen. Entdeckt wurde die Substanz in den fünfziger Jahren von den beiden Forschern Dr. Farkas und Dr. Mayer, die ihr den Namen »Polyuronid« gaben. Erstmals isoliert wurde sie 1984 von dem US-amerikanischen Pharmakonzern Carrington Laboratories, die sie in Acemannan umtauften. In Studien wurde die abwehrstimulierende Wirkung der reinen Substanz nachgewiesen und von beachtlichen Erfolgen bei der Behandlung von Leukämie und Fibrosarkomen bei Katzen berichtet. In Laborversuchen zeichneten sich sogar gewisse Fortschritte bei der Bekämpfung des HI-Virus ab.

So lange wir jung sind, können wir Acemannan selbst produzieren. Erst Erwachsene sind darauf angewiesen, es mit der Nahrung von außen zuzuführen. Eine in Indien durchgeführte Studie an 5000 Herzinfarktpatienten zeigte, dass eine diätetische Ergänzung mit frischem Aloe-vera-Blattmark den Anteil an schädlichem LDL-Cholesterin im Blut senkt, den Blutdruck stabilisiert und das erwünschte HDL-Cholesterin ansteigen lässt.

Nicht als Wunderwaffe einsetzbar

Nun ist die Aloe vera damit noch lange nicht die heiß ersehnte Wunderwaffe gegen Krebs und AIDS. Erstens befinden sich die Forschungen noch im Versuchsstadium, und zweitens wurden die Erfolge mit reinem, isoliertem Acemannan erzielt. Die Dosierung war so hoch, dass man über einen Liter Aloe-vera-Saft pro Tag trinken müsste, um sich vergleichbare Mengen zuzuführen.

Wir haben es hier eben nicht mit einem Medikament, sondern mit einer Nahrungsergänzung zu tun. Dennoch ist die abwehrstärkende Wirkung von Aloe-vera-Trinksäften unbestritten. Sie können das geschwächte Immunsystem auf Trab bringen und dem Organismus Hilfe zur Selbsthilfe geben. Von daher sind sie neben einer umfassenden Therapie als Begleitmaßnahme auch für Krebs- und AIDS-Patienten sehr zu empfehlen.

Damit sich die beschriebenen Wirkungen einstellen können, bedarf es einer regelmäßigen Nahrungsergänzung über mehrere Monate hinweg. Ein Löffelchen, von Zeit zu Zeit genommen, reicht dazu nicht aus.

So hilft Aloe als Nahrungsergänzung

▶ Sie stärkt die Abwehrkräfte und beugt somit Infektionen vor.

▶ Sie unterstützt die Fresszellentätigkeit, so dass Krankheitskeime schneller unschädlich gemacht und aus dem Körper ausgeschieden werden können.

▶ Sie wirkt stoffwechselanregend und bringt den ganzen Organismus in Schwung.

▶ Dank des reizlindernden und entzündungshemmenden Effekts werden überschießende Reaktionen des Organismus vermieden; dies ist ausgesprochen wichtig in Bezug auf Allergien.

▶ Sie trägt zur Regeneration der Darmflora bei und hilft so, Mykosen und eine Vielzahl von schädlichen Bakterien zurückzudrängen.

▶ Sie wirkt beruhigend auf den Magen, so dass dieser nicht mehr so schnell gereizt reagiert.

▶ Dank reinigender und entschlackender Eigenschaften wird der Körper von Umweltgiften und Schlacken befreit.

▶ Sie regt die Zellteilung an und führt damit zu einer Revitalisierung und Tonisierung des Körpers; ein Gesundungs- und Verjüngungsprozess kommt in Gang.

Qualität hat ihren Preis

In den letzten Jahren haben Aloe-vera-Präparate zur Nahrungsergänzung auch auf dem deutschen Markt mehr und mehr an Boden gewonnen, und es gibt eine Vielzahl von Anbietern, die mit bunten Broschüren für ihre Ware werben. Doch bekanntlich ist Papier geduldig. Nur allzu oft wird allzu viel versprochen, was selbst eine so versierte Heilerin wie die Aloe vera nicht leisten kann. Und da ist noch ein Problem: Die aus dem Wüstengewächs hergestellten Nahrungsergänzungsmittel sind relativ teuer. Mischt ein Hersteller billige Füller wie Maltodextrin unter seine Produkte, beeinträchtigt das zwar die Wirksamkeit, doch er kann schnelle Profite erzielen. Für den Laien ist kaum nachprüfbar, was sich in so einem Drink wirklich verbirgt.

Prüfen vor dem Kauf

Rückschlüsse auf die Qualität können Sie auf folgende Weise ziehen:
▶ Kosten Sie bei nächster Gelegenheit ein Stück frisches Aloe-vera-Gel, um Ihren Gaumen zu schulen. Wer den Geschmack kennt, weiß, ob der fertig gekaufte Trinksaft noch etwas mit Aloe zu tun hat.
▶ Lesen Sie die Deklaration der Inhaltsstoffe auf der Flasche, und achten Sie auf einen möglichst hohen Anteil von Aloe-vera-Saft oder -Gel. Wenn Mengenangaben fehlen: Was an erster Stelle der Liste steht, ist der Hauptbestandteil. Ist es »Aqua«, dann zahlen Sie viel Geld für wenig Aloe.
▶ Purer Aloe-vera-Trinksaft ist leicht gelblich und hat einen bitteren, strengen Geschmack. Es gibt aber auch fast glasklare Sorten; die Farbe ist also kein eindeutiges Erkennungsmerkmal. Eher schon der typische Geruch: Guter Saft riecht herb, aber er stinkt nicht!
▶ Wenn der Saft nach Essig riecht und schmeckt, dann sollten Sie ihn nicht mehr trinken, denn dann ist er verdorben. Hilfsstoffe wie Natriumbenzoat und Kaliumsorbat, mit denen Aloe-vera-Fertiggetränke konserviert werden, können zwar die bakterielle Zersetzung aufhalten, nicht aber die enzymatische. Die bewirkt, dass das wertvolle Acemannan Azetatgruppen abspaltet, die sich in Essigsäure umwandeln.

Gute Aloe-vera-Präparate zur Nahrungsergänzung haben ihren Preis. Ein Liter purer, stabilisierter Trinksaft kostet je nach Hersteller und Verfahren zwischen etwa 50 und 90 DM. Bei der empfohlenen Einnahmemenge von ein- bis zweimal täglich 20 Milliliter reicht so eine Flasche für etwa ein bis eineinhalb Monate.

Das Qualitätssiegel des IASC

**Vorsicht bei Billigange-
boten! Achten Sie beim
Kauf von Aloe-Produkten
auf das Zertifizierungs-
siegel des IASC, das eine
bessere Gewähr für gute
Qualität bietet als hoch-
trabende Werbesprüche
auf der Verpackung.**

Um schwarzen Schafen in den eigenen Reihen das Handwerk zu legen, wurde 1981 in den USA zunächst unter dem Namen »National
Aloe Science Council«, später »International Aloe Science Council«,
kurz IASC, ein Zusammenschluss von Aloe-vera-Farmern und Verar-
beitern, Herstellern von Fertigprodukten, Marketingfirmen, Ärzten,
Wissenschaftlern und Forschern gegründet.

Er hat es sich zur Aufgabe gemacht, die Herstellung von Aloe-vera-
Produkten zu überwachen und nachprüfbare Qualitätsstandards für
hochwertige Rohstoffe und Fertigerzeugnisse zu entwickeln. Die
Mitglieder des Council unterwerfen sich außerdem einem Ehrenko-
dex, der für saubere Geschäftspraktiken sorgt.

Einen wichtigen Beitrag bei der Erarbeitung der Qualitätsrichtlinien
leisteten übrigens die Deutschen: Dr. Diehl vom Kölner Spektral-
Service-Laboratorium erarbeitete einen Standard, mit dem sich erstmals gute von schlechten und gefälschte von echten Aloe-vera-Er-
zeugnissen unterscheiden lassen. Achten Sie also beim Kauf der
schließlich nicht billigen Aloe-vera-Produkte unbedingt auf das Zerti-
fizierungssiegel des IASC.

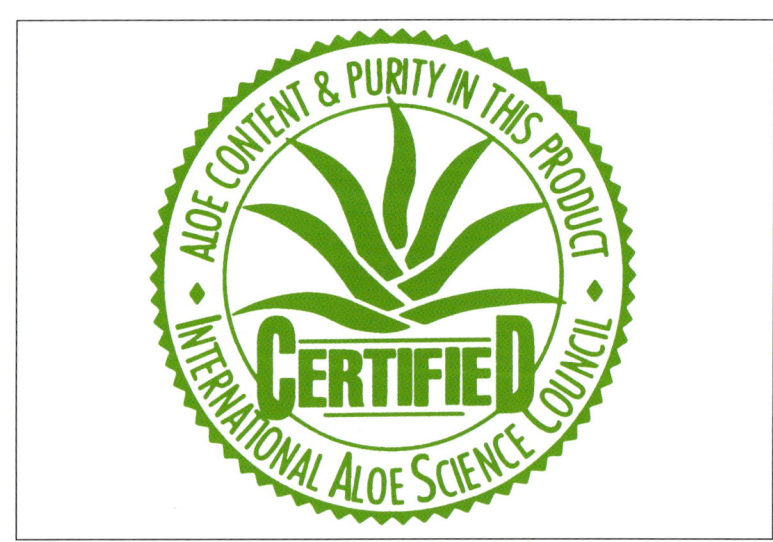

*Das Siegel des IASC bietet
Sicherheit für den Käufer:
Es bürgt für überprüften
Aloe-Gehalt und seine
Reinheit in den damit
ausgezeichneten Produkten.*

Pur ist besser

Neben dem reinen Aloe-vera-Trinksaft aus dem Gel oder dem ganzen Blatt gibt es eine ganze Reihe von Zubereitungen und Kombinationen: Aloe vera mit Apfel, mit Grapefruit, mit Heidelbeere, mit Bienenhonig usw. Solche Mischungen werden oftmals fast zum gleichen Literpreis verkauft wie der pure Saft. Sind die Anteile dieser Beimischungen minimal, mag das gerechtfertigt sein, doch manchmal machen sie den Löwenanteil des Getränks aus. Wer selbst mischt, kommt also in der Regel preiswerter weg. Doch nicht nur deshalb empfiehlt sich der Griff zur reinen Ware. Nur bei selbst gemixten Getränken weiß man, wie viel Aloe vera wirklich drin ist; bei Fertigtrinkzubereitungen ist das oft schwer nachvollziehbar.

Wer, wann, wie viel?

Von einer Nahrungsergänzung mit Aloe-vera-Trinksäften kann jeder profitieren. Besonders wichtig ist sie für all jene, die erhöhte Anforderungen an ihren Körper stellen, also für SportlerInnen ebenso wie für ManagerInnen, für Schwangere und Eltern von Kleinkindern, für Kranke und Rekonvaleszente. Auch Senioren können von einer zusätzlichen Versorgung mit Vitalstoffen nur profitieren.

Verzehrempfehlung

Für die dauernde Nahrungsergänzung empfiehlt es sich, täglich – bei Bedarf auch 2-mal täglich – 1 bis 2 Esslöffel pur oder verdünnt zu trinken. Am besten, Sie nehmen den Saft vor den Mahlzeiten ein. Meiden Sie Kaffee und schwarzen Tee in unmittelbarer Verbindung mit Aloe vera. Die Wüstenlilie beugt nämlich einer Übersäuerung des Magens vor, und koffeinhaltige Getränke würden diese Wirkung wieder aufheben. Für Phasen starker Beanspruchung wie in der Prüfungsvorbereitung oder bei beruflichen Herausforderungen, bei Krankheiten oder in der Zeit danach empfiehlt sich eine Trinkkur mit Aloe vera. Hierzu steigern Sie die Tagesdosis auf insgesamt bis zu 120 Milliliter und mehr.

Wer sich zum ersten Mal zu einer Nahrungsergänzung mit Aloe vera entschließt, sollte vorsichtig dosieren, um allzu starke Reaktionen zu vermeiden. Beginnen Sie also mit kleinen Mengen, um sich nach und nach an die für Sie persönlich richtige Dosis heranzutasten.

Rezepte mit Aloe vera

Aloe-vera-Trinksaft ist eine wertvolle Nahrungsaufwertung und verdient einen festen Platz in einer gesunden Ernährung. Mit seinem natürlichen, bitter-herben Geschmack ist er jedoch rein kulinarisch betrachtet nicht gerade eine Verlockung. Manch einer gewöhnt sich schnell daran und trinkt ihn am liebsten pur, andere sind empfindlicher und halten es mit Mary Poppins: »Wenn ein Löffelchen voll Zucker bittere Medizin versüßt …« Sie finden in diesem Abschnitt viele Anregungen zur geschmacklichen Verfeinerung. Salaten und Mixgetränken kann das bittere Aroma durchaus eine interessante Note geben.

Die nachfolgenden Rezeptvorschläge zeigen, welche Möglichkeiten die Aloe vera als Nahrungsaufwertung bietet. Sie sind als Beispiele gedacht. Lassen Sie sich inspirieren! Ihrer Phantasie sind keine Grenzen gesetzt.

Frischblattgel zur Nahrungsergänzung

Ein Nahrungsmittel der besonderen Art ist ganz sicherlich das Mark aus dem frischen Blatt. Wenn Sie keine eigene Pflanze haben oder diese nicht kahlernten möchten, können Sie eines bei einer der auf Seite 94 genannten Bezugsquellen bestellen. Für eine Tagesportion brauchen Sie ein etwa fünf bis zehn Zentimeter langes Blattstück. Daraus schälen Sie das transparente Gel heraus (siehe Seite 27). Kulinarisch Hartgesottene zerteilen es in mundgerechte Happen und kauen es so lange wie möglich, um es wirklich gut zu zerkleinern. Dabei werden gleichzeitig die Mundschleimhaut und das Zahnfleisch gereinigt und tonisiert. Wer das nicht über sich bringt, kann das Gel klein geschnitten unter einen Salat mischen.

Die angegebenen Mengen reichen bei Salaten und Desserts jeweils für zwei Portionen, bei Getränken – wenn nicht anders angegeben – für jeweils ein Glas.

Salatbouquet mit Aloe-vera-Stückchen

Zutaten: 2 Portionen gemischte Blattsalate je nach Saison, 1 Grapefruit, Filet aus einem etwa 5 cm langen Stück Aloe-vera-Blatt, 4 EL kaltgepresstes Olivenöl, 1–2 EL Balsamicoessig, 1 TL mittelscharfer Senf, Salz, frisch gemahlener Pfeffer, Kräuter nach Belieben
Zubereitung: Den Salat waschen, putzen, trockenschleudern und auf 2 Tellern anrichten. Die Grapefruit filetieren (weiße Haut ganz entfernen!) und in mundgerechte Stücke schneiden. Das Aloe-vera-Filet

hacken und gemeinsam mit den Grapefruitstücken auf den Salatblättern verteilen. Aus Öl, Essig, Senf, Gewürzen und Kräutern eine Vinaigrette rühren und über den Salat gießen. Sofort servieren. Dazu passt frisches Knoblauchbaguette heiß aus dem Backofen.

Chicoréeblume

Zutaten: 1 Chicoréestaude, 1 Orange, Filet aus einem etwa 5 cm langen Stück Aloe-vera-Blatt, 1/2 Becher Crème fraîche, Saft von 1/2 Zitrone, 1/2 TL Zucker
Zubereitung: Die Chicoréestaude zerteilen, die Blätter waschen, trocknen und wie Blütenblätter auf 2 Tellern arrangieren. Die Orange filetieren (weiße Haut ganz entfernen!), das Aloe-vera-Filet in kleine Stücke schneiden und beides auf den Chicoréeblättern verteilen. Aus der Crème fraîche, dem Zitronensaft und dem Zucker ein Dressing rühren, ins Blütenherz geben und servieren.

Gesundheit auf Vorrat

Solange das Blatt intakt ist, hält es sich bei kühler Lagerung mehrere Monate lang. Da die Pflanze kälteempfindlich ist und manche der Inhaltsstoffe bei zu niedrigen Temperaturen zerstört werden, legt man das Blatt am besten in ein sauberes Tuch eingeschlagen ins Gemüsefach und nicht in den oberen Teil des Kühlschranks. Die Schnittstelle verschließt sich zwar von allein, sollte aber aus hygienischen Gründen dennoch stets mit Klarsichtfolie abgedeckt werden. Einmal herausgeschält, muss das Blattmark rasch verbraucht werden, denn es verdirbt sehr schnell. Um es haltbar zu machen, kann man es mittels Alkohol oder Zucker konservieren.

Alkoholischer Auszug

Zutaten: 20 g frisches Aloe-vera-Blattgel, 100 ml guter Weinbrand
Zubereitung: Das Blattgel in Würfel schneiden und in ein Glas mit Schraubverschluss geben. Mit dem Alkohol übergießen, so dass die Gelwürfel bedeckt sind. Den Ansatz in verschlossenen Glas 14 Tage lang reifen lassen. Abseihen und in eine kleine Flasche füllen.

Wer es gern herzhaft mag: Aloe-vera-Saft lässt sich auch gut unter Kräuterquark mischen. Mit Vollkornbrot oder Pellkartoffeln serviert, ist das eine Extraportion Gesundheit zum Abendessen.

Der erdige Geruch und das herb-bittere Aroma des frischen Blattes sind sicherlich nicht jedermanns Geschmack. Um ihn abzumildern, können Sie das pürierte Gel unter Obst- oder Gemüsesäfte rühren.

Anwendung: Als Lebenselixier (Haltbarkeit: ca. 6 Monate) regelmäßig 1-mal täglich einige Tropfen in etwas Wasser einnehmen. Zur Mundhygiene ein paar Tropfen in ein Glas Wasser geben und gurgeln. Bei Insektenstichen oder Pickeln pur auftragen, um den Juckreiz zu lindern und Entzündungen schneller heilen zu lassen.

Erhitzen schadet nur wenig

Bei manchen Rezepten zur Haltbarmachung wird das Aloe-vera-Gel miterhitzt. Dabei gehen zwar die Enzyme verloren, andere wertvolle Inhaltsstoffe wie Polysaccharide, Glykoproteine und viele bioaktive Substanzen zerfallen jedoch erst bei Temperaturen über dem Siedepunkt von Wasser. Auch scheint der Synergieeffekt nicht durch Hitze beeinträchtigt zu werden. Aus der Volksheilkunde sind viele Erfolge von Behandlungen mit gekochten Aloe-Extrakten überliefert.

Aloe-Wein

Zutaten: 150 g naturreiner Imkerhonig, 1 l Wein aus biologischem Anbau, 20 ml frisches Aloe-vera-Blattgel

Zubereitung: Honig und Wein unter ständigem Rühren langsam erhitzen, bis der Honig aufgelöst ist. Vom Herd nehmen und etwas abkühlen lassen. Dann das frische, zermuste Aloe-vera-Gel untermischen. Noch warm in eine Flasche füllen und verschließen. Kühl aufbewahren. Haltbarkeit: ca. 3 Monate.

Anwendung: Kurmäßig am besten im Frühling alle 3 Tage morgens 1 Likörglas Aloe-Wein nüchtern trinken.

Aloe-Sirup

Zutaten: 100 g frisches Aloe-vera-Blattgel, 100 g Rohrzucker

Zubereitung: Das Blattgel im Mixer pürieren oder mit einer Weizengrassaftpresse versaften. Den Saft mit dem Zucker bei leichter Hitze unter gelegentlichem Rühren für etwa 10 Minuten kochen lassen. In ein Glas füllen und kühl aufbewahren. Haltbarkeit: ca. 3 Monate.

Anwendung: Zur Anregung des Stoffwechsels morgens 1/2 Teelöffel Sirup in etwas Wasser einrühren und trinken oder ins Müsli geben.

Frisches Blattmark muss schnell aufgebraucht werden, da es innerhalb kürzester Frist zu einer Milchsäuregärung durch den Lactobacillus kommen kann. Wird es zu lange aufbewahrt, wandelt es sich in »Joghurt« um.

»Kandierte« Aloe

Zutaten: 100 g frisches Aloe-vera-Blattgel, 100 g Rohrzucker
Zubereitung: Das frische Blattgel mit dem Messer grob zerkleinern, mit dem Zucker vermischen und in ein Schraubglas füllen. Für mehrere Tage stehen lassen und während dieser Zeit immer wieder umrühren. Haltbarkeit: ca. 3 Monate.
Anwendung: Zum Frühstück 1/2 Grapefruit mit etwas kandierter Aloe bestreichen. Das bringt den Verdauungsapparat in Schwung und wirkt insgesamt tonisierend und ausgleichend auf Magen und Darm.

Powerdrinks zum Selbermixen

Wer seine Nahrung mit fertig gekauften Trinksäften oder frisch püriertem Aloe-vera-Gel aufwerten möchte, den Geschmack pur aber nicht mag oder einfach nur nach einer Abwechslung sucht, für den sind gesunde Mixgetränke genau das Richtige. Kühl serviert schmecken solche Drinks besonders gut.

Die Standardmischung für Mixgetränke: Auf 75 Milliliter Flüssigkeit kommen 25 Milliliter Aloe vera. Das entspricht etwa 2 bis 3 Esslöffeln.

Der Klassiker

Zutaten: 25 ml Aloe-vera-Saft oder püriertes Frischblattgel,
75 ml Mineralwasser mit Kohlensäure, 1 kräftiger Spritzer Zitrone
Auf Eiswürfeln serviert, ist dieser Drink nicht nur ein Tonikum, sondern schmeckt auch fast wie Tonic Water.

Der fruchtige Genuss

Zutaten: 25 ml Aloe-vera-Saft oder püriertes Frischblattgel,
75 ml frisch gepresster (oder fertig gekaufter) Fruchtsaft, Honig nach Geschmack
Besonders empfehlenswert: Grapefruit, Orange, Apfel, Trauben, Ananas, Heidelbeere und Multivitaminsaft.

Grüner Engel (für 2 Gläser)

Zutaten: 1 Kiwi, 200 ml Maracujanektar, 50 ml (möglichst frisch gepresster) Grapefruitsaft, 50 ml Aloe-vera-Saft oder Frischblattgel, 10 Eiswürfel

Zubereitung: Alle Zutaten in den Mixer geben und pürieren. Eiswürfel separat zerstoßen und untermischen. Den Drink in Cocktailgläser füllen und dekorieren. Probieren Sie auch andere Mischungen aus, z.B. Aprikose mit Ananas oder Kirschen mit Passionsfrucht, jeweils mit frischem Grapefruitsaft gemischt.

Das herbe Aroma der Aloe lässt sich besonders mit leicht bitteren Obst- und Gemüsesorten kaschieren: Grapefruit, Bittersalate aller Art wie Chicorée und Endivien, Getränke wie Bitter Kas (ohne Alkohol) oder Campari.

Die herzhafte Variante

Zutaten: 25 ml Aloe-vera-Saft oder püriertes Frischblattgel, 75 ml frisch gepresster (oder fertig gekaufter) Gemüsesaft, Salz, Pfeffer und Tabasco nach Geschmack
Empfehlenswert: Tomate, Sellerie, Paprika, Karotte.

Kas-Orange

Zutaten: 25 ml Aloe-vera-Saft oder püriertes Frischblattgel, 75 ml Orangensaft, 75 ml Bitter Kas
Auf Eiswürfeln serviert, ein wunderbar erfrischender Aperitif.

Bitterlimo

Zutaten: 25 ml Aloe-vera-Saft oder püriertes Frischblattgel, 75 ml Mineralwasser, 1 kräftiger Schuss Zitronensirup

Für alle Aloe-vera-Drinks verwenden Sie möglichst nur ganz frisch gepresste Säfte, die rasch verzehrt werden; sonst gibt es herbe Einbußen beim Vitamingehalt.

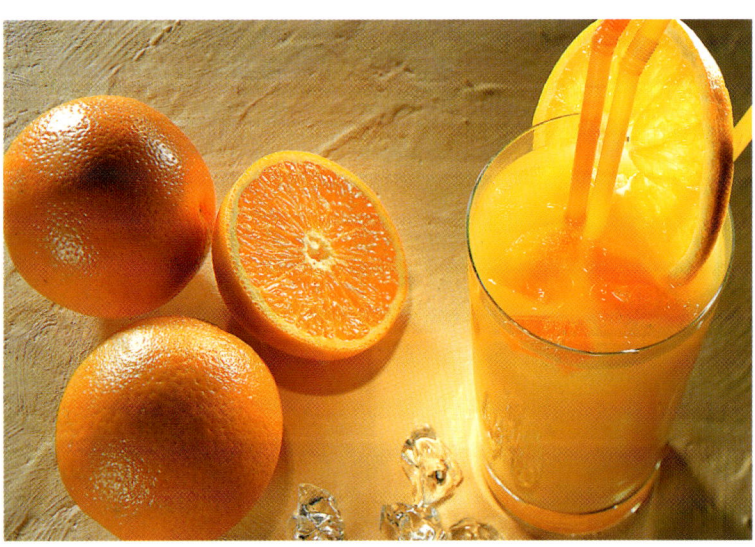

Trotz des leicht bitteren Aromas schmeckt dieser Drink sogar Kindern gut. Statt Zitrone können Sie auch andere Fruchtsirups probieren, z. B. Grapefruit, Passionsfrucht, Johannisbeere und Himbeere.

Cocktails mit Schuss

Auch alkoholischen Drinks tut eine Extraportion Gesundheit gut. Solche Cocktails sind ideal für jene besonderen Momente, wo Entspannung, Genuss und Wohlbefinden Hand in Hand gehen sollen.

Amaretto Aloe
Zutaten: 1 EL Aloe-vera-Saft oder püriertes Frischblattgel, 1 Likörglas Amaretto, 2 EL Sahne, Kakaopulver oder gemahlener Ingwer
Zubereitung: Aloe-vera-Saft oder -Gel mit Amaretto aufgießen und die halbgeschlagene, frische Sahne als Häubchen aufsetzen. Mit Kakaopulver oder auch 1 Prise gemahlenem Ingwer dekorieren.

Aloe Orange
Zutaten: 25 ml Aloe-vera-Saft oder püriertes Frischblattgel, Eiswürfel, 1 Schuss Gin, 150 ml Orangensaft, 1 Orangenscheibe
Zubereitung: Aloe-vera-Saft oder -Gel auf Eiswürfeln in ein Longdrinkglas füllen, den Gin dazugeben und mit dem Orangensaft auffüllen. Mit der Orangenscheibe dekorieren.

Aloe-Eier-Flip
Zutaten: 1 EL Aloe-vera-Saft oder püriertes Frischblattgel, 1 Likörglas Eierlikör, 1 Schuss Sahne, Schokosplitter oder Kokosflocken
Zubereitung: Aloe-vera-Saft oder -Gel mit Eierlikör aufgießen, Sahne unterziehen, mit Schokosplittern oder Kokosflocken dekorieren.

Fitnessdesserts

Auch Süßspeisen kann die Aloe mit ihrem herben Aroma eine besondere Note und eine Extraportion Fitness geben. So zubereitet, können auch Kinder Geschmack an dem gesunden Wüstengewächs finden.

Fertig gekaufter Obst- oder Gemüsesaft ist natürlich längst nicht so gut wie frisch gepresster. Doch vielen fehlt die Zeit für aufwändige Prozeduren. Für sie gilt: lieber zwei- bis dreimal täglich Aloe vera mit Saft aus der Packung als nur einmal im Monat mit einem frisch aus der Presse.

Kiwisorbet mit Aloe (für 4 Portionen)

Zutaten: 50 g Zucker, 5 Kiwis, 2 TL Zitronensaft, 3 EL Aloe-vera-Saft oder Frischblattgel, 1 kleines Eiweiß, 2 Obstsorten zum Garnieren (z. B. je 1 kleine Orange und Sternfrucht oder je 1 kleine Mango und Feige), Minzeblättchen, Puderzucker

Zubereitung: Den Zucker mit etwa 3 Esslöffeln Wasser verrühren, 2 Minuten lang erhitzen und dann abkühlen lassen. In der Zwischenzeit die Kiwis mit dem Zitronensaft und der Aloe vera kurz im Mixer pürieren. Den Zuckersirup darunter mischen. Das Eiweiß steif schlagen und das Kiwipüree unterheben. Die Masse in eine flache Schale füllen, glatt streichen und ins Gefrierfach stellen. Gelegentlich umrühren. Sobald die Masse gefroren ist, mit 2 Esslöffeln Kugeln ausstechen (wenn man die Löffel zuvor in heißes Wasser taucht, geht's leichter). Auf dem in Scheiben geschnittenen Obst anrichten. Mit Minzeblättchen dekorieren und mit Puderzucker bestäuben.

Quark und mehr

Zutaten: 250 g Magerquark, 3 EL Zucker, Mark aus 1/2 Vanillestange (ersatzweise 1 Päckchen Vanillezucker), 25 ml Aloe-vera-Saft oder püriertes Frischblattgel, etwas Milch, 250 g frische Erdbeeren, Minzeblättchen

Zubereitung: Den Quark mit dem Zucker, dem Vanillemark, dem Aloe-vera-Saft oder -Gel und etwas Milch zu einer glatten Creme verrühren. Die Erdbeeren von den Stielenden befreien, halbieren und vorsichtig unter die Quarkmasse heben. In Portionsschalen anrichten und mit Minzeblättchen verzieren. Kühl servieren.

Außerhalb der Erdbeerzeit können Sie Aloe vera auch mit anderen Quarkspeisen kombinieren. Pürierte Banane mit Honig und etwas Ingwer, Ananas (frisch oder zur Not auch aus der Dose) oder auch Sauerkirschen sind besonders köstliche Varianten.

Fitness für Sportler

Viele Freizeit- und Profisportler haben die Aloe vera längst als Allroundelixier für sich erkannt. Der Saft des Dickblattgewächses schützt die Haut und lässt Blasen schneller verschwinden, bringt rasche Linderung bei Verletzungen und kann zudem auch noch als Tonikum getrunken werden.

Ob Gelegenheitsjogger oder Hochleistungssprinter – wer Sport betreibt, fordert seinem Körper besondere Leistungen ab und verbraucht Energie, die er sich auf die eine oder andere Weise wieder zuführen muss. Auch für den Muskelaufbau ist eine gute Versorgung mit Nährstoffen erforderlich. Hier spielen in erster Linie die Aminosäuren als Grundbausteine der Proteine eine wichtige Rolle. Die Aloe vera enthält sieben der insgesamt acht essenziellen (d.h. diese sind vom Körper nicht selbst produzierbar, sondern müssen mit der Nahrung zugeführt werden) und zwölf der nicht essenziellen Aminosäuren.

Verzehrempfehlung
Sportler nehmen 3-mal täglich jeweils vor den Mahlzeiten 2 bis 3 Esslöffel Trinksaft pur oder verdünnt ein.

Topfit an den Start

Ob man einen Wettkampf gewinnt, ist immer auch eine Frage der Nerven. Was nützt das beste Training und ein gestählter Körper, wenn man in der Nacht vor dem großen Tag Durchfall bekommt und spürt, wie die Kräfte schwinden. Auch Lampenfieber hat schon so manchen Sportler um den wohlverdienten Sieg gebracht.

Aloe vera hilft

Viele Sportler berichten, dass sie nach der Einnahme von Aloe-vera-Saft innerlich ruhiger und gelassener an den Start gehen können. Er reguliert auf natürliche Weise die Funktionen von Magen und Darm. Auch die in dem Wüstengewächs enthaltene Aminosäure Tyrosin nimmt Einfluss auf unsere emotionale Verfassung. Steht sie dem Körper in ausreichender Menge zur Verfügung, haben Ängste und Missstimmungen, Stress und Depressionen weniger Chancen. An den Tagen vor dem Start ist also eine Nahrungsergänzung mit Aloe vera doppelt zu empfehlen. So kann auch Ihnen die unscheinbare Sukkulente vielleicht helfen, den Sprung aufs Siegertreppchen zu schaffen. Wer zum erstenmal Aloe vera nimmt, sollte dies allerdings nicht un-

Die Aminosäuren der Aloe vera übernehmen wichtige Aufgaben für das Muskel- und Knochenwachstum, die Bildung von Kollagen, die Regeneration des Gewebes sowie für die Regulation des Blutzucker- und Proteinspiegels.

mittelbar vor einem wichtigen Wettkampf tun. Es braucht ein wenig Zeit, bis sich der Körper an den Saft gewöhnt und man ein Gefühl für die individuell richtige Menge entwickelt hat. So kann es in der Gewöhnungsphase gelegentlich zu leichtem Durchfall kommen.

Wie Blasen schneller heilen

Aktiv zu sein und Sport zu treiben, macht Spaß, kann aber auch ganz schön strapaziös sein. Als Außenhülle befindet sich die Haut dabei gewissermaßen an vorderster Front und bekommt einiges ab – vor allem Reibungshitze. Stundenlanges Laufen in fest geschnürtem Schuhwerk setzen ihr ebenso zu wie die Riemen des Rucksacks oder der Griff des Tennisschlägers. Die Folge: wunde, aufgescheuerte Stellen und Blasen. Das ist höchst unangenehm; für die meisten Sportler aber noch lange kein Grund, eine Trainingspause einzulegen oder gar einen Wettkampf abzubrechen. Da heißt es, die Zähne zusammenzubeißen – oder Aloe vera aufzutragen! Als Wüstenpflanze weiß sie nämlich besonders gut, mit Hitze umzugehen, und Blasen sind nichts anderes als ein Hitzeschaden der Haut.

Beim Mountainbiken, Gipfelstürmen und anderen Outdooraktivitäten zählt jedes Gramm im Gepäck. Das Gel der Sukkulente ist ein universal einsetzbares Erste-Hilfe-Mittel. Wer es dabei hat, braucht sich nicht mit einer Vielzahl von Tuben und Fläschchen abzuschleppen.

Das können Sie tun

▶ Tragen Sie vorbeugend an blasengefährdeten Stellen Aloe-vera-Creme oder -Gel (mit Gelbildner) auf.

▶ Im akuten Fall reinigen Sie den wund geriebenen Bereich bzw. die Blase sorgfältig mit Wasser. Ist sie noch nicht offen, bohren Sie vorsichtig mit einer sterilen Nadel seitlich unter der gesunden Haut hindurch einen Kanal, durch den die Wundflüssigkeit abfließen kann.

▶ Tragen Sie anschließend mehrmals großzügig Aloe-vera-Gel auf. Das desinfiziert, lindert den Schmerz und fördert die Heilung.

▶ Wenn Sie weitertrainieren möchten, sollten Sie die betroffene Stelle unbedingt mit einem Pflaster schützen. Ansonsten heilen Blasen schneller an der Luft.

▶ Wund gelaufene Füße werden in einem Fußbad mit Aloe vera rasch wieder fit. Dazu etwa 5 Liter warmes Wasser mit 10 Milliliter Aloe-vera-Konzentrat im Verhältnis 10 : 1 versetzen.

Erste Hilfe bei Verletzungen

Wer seinem Körper Höchstleistungen abverlangt, riskiert dabei Kopf und Kragen. Verletzungen von Hautabschürfungen über Verstauchungen, Verrenkungen und Zerrungen bis hin zu Sehnenscheidenentzündungen sind an der Tagesordnung. Aloe vera bannt zwar nicht die Unfallgefahr, kann im Ernstfall aber Linderung bringen.

Das können Sie tun

▶ Schürfwunden heilen oft besonders schwer ab, da man sie sich meist an exponierten Körperteilen wie Knien oder Ellenbogen zuzieht und sie immer wieder aufreißen. Um den Heilungsprozess zu unterstützen, wird die Wunde nach der gründlichen Reinigung großzügig mit Aloe-vera-Gel eingerieben. Sobald es eingezogen ist, wird eine weitere Schicht aufgetragen usw. Das lindert den Schmerz und beugt Entzündungen vor.

▶ Sportler wissen die lindernde Wirkung von Eis bei Verletzungen und Entzündungen zu schätzen. Die Aloe vera kann diesen Effekt noch verstärken. Füllen Sie einen Eiswürfelbehälter mit dem Trinksaft der Wüstenlilie, und stellen Sie ihn ins Gefrierfach. Bei Bedarf reiben Sie die betroffene Stelle damit ab, bis das Eis geschmolzen ist.

▶ Verstauchungen und Zerrungen heilen schneller, wenn Sie eine Mullkompresse mit dem Gel tränken, auf die betroffene Partie auflegen und mit einem Verband fixieren.

Praktische Hinweise

Als Erste-Hilfe-Mittel für Sportler ist das stabilisierte, mit Gelbildner versetzte Gel am praktischsten. Es lässt sich leicht auftragen, kühlt und haftet gut auf der Haut. Bei Verletzungen, Insektenstichen, Blasen usw. tragen Sie das Gel möglichst unverzüglich und großzügig auf und wiederholen die Behandlung mehrmals. Wenn Sie mit der frischen Pflanze arbeiten, lösen Sie das Mark nicht von der Rinde ab. Schneiden Sie das Blatt nur quer durch, trennen Sie die dornigen Ränder ab, und legen Sie es mit der Gelseite nach unten auf.

> **Schürfwunden heilen schneller im Kontakt mit der Luft. Es ist also besser, nach dem Auftragen von Aloe-vera-Gel keinen Verband anzulegen. Bei größerer Ausdehnung der Wunde muss man aber zum Arzt, weil das Infektionsrisiko sehr hoch ist.**

59

Schönheitspflege für Leib und Seele

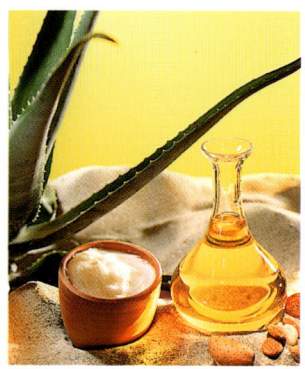

Aloe vera bietet Wohlfühl-pflege von Kopf bis Fuß.

In den oft aufwändigen Verpackungen industrieller Fertigkosmetik stecken meist nur 0,5 bis 3 Prozent Aloe vera. In so winzigen Mengen aber kann die Wüstenlilie ihre Wirkung kaum entfalten. Viel Geld also für wenig Pflegekraft!

Eines der wichtigsten Anwendungsgebiete der Wüstenlilie – wenn nicht überhaupt das allerwichtigste – ist die Hautpflege. Schon die berühmten Schönen des Altertums Nofretete und Kleopatra schwo-ren auf die Wirkung des wohltuenden Gels mit den straffenden, toni-sierenden und heilenden Eigenschaften. War dessen Verwendung früher allein den Bewohnern wärmerer Klimazonen vorbehalten, in denen die Pflanze weit verbreitet war und daher jederzeit frisch ge-erntet werden konnte, können wir uns heute dank moderner Herstel-lungsverfahren zur Haltbarmachung auch hierzulande von Kopf bis Fuß damit pflegen.

Aloe vera im Cremetopf

Der Saft des unscheinbaren Dickblattgewächses steht in dem Ruf, die Haut zu verjüngen und Fältchen quasi auszuradieren. Da verwundert es kaum, dass auf vielen Cremetiegeln und Bodylotions, Haarsham-poos und Kurpackungen, wie sie von industriellen Herstellern ange-boten werden, der verheißungsvolle Aufdruck »mit Aloe vera« prangt. Der Saft der Sukkulente ist in letzter Zeit zu einer echten Mo-desubstanz geworden.

Doch Achtung: Seien Sie misstrauisch, und lassen Sie sich nicht von verlockenden Werbeslogans blenden! Oftmals steckt in solchen Pro-dukten nur ein winziges Quäntchen des teuren Rohstoffs – einzig und allein, damit man es später auf der Packung ausloben kann. Gleichzei-tig enthalten solche Kosmetika zum Teil Erdölprodukte, die den Teint verkleben, statt ihn zu nähren, Konservierungsmittel, die Falten ma-chen, statt sie zu glätten, oder Farbstoffe, die die Haut reizen, statt Reizungen zu lindern. Das heißt jedoch noch lange nicht, dass jede fertig gekaufte Creme uns zwangsläufig alt aussehen lässt. Es gibt hervorragende Kosmetika, in denen hochwertige Pflanzenöle und andere pflegende Natursubstanzen mit schonend gewonnenem Aloe-vera-Gel kombiniert sind. Da auch die Hersteller von guter Naturkosmetik nicht ganz ohne Konservierungsmittel auskommen, setzen sie auf die stabilisierende Wirkung von Biosubstanzen wie z. B. Vitamin C und E und verzichten weitgehend auf synthetische Zusatzstoffe.

Neu – die Deklaration der Inhaltsstoffe

Seit kurzem haben die Europäer mit den US-Amerikanern gleichgezogen und die Deklaration der Inhaltsstoffe von Kosmetika verbindlich vorgeschrieben. Für bereits auf dem Markt eingeführte Produkte galten bis Mitte 1998 Übergangsfristen; jetzt muss generell eine Zutatenliste aufgedruckt sein.

Dies ist sicherlich eine begrüßenswerte Entwicklung. Doch selbst wenn die Zutaten deklariert sind, hilft das dem Konsumenten nicht immer weiter. Da einheitliche Richtlinien fehlen, nutzen einige Hersteller nämlich die Gelegenheit, synthetische Stoffe durch Phantasiebezeichnungen zumindest dem Klang nach dem Reich der Natur näher zu rücken. Man muss also schon ein Profi im Lesen von Produktinformationen sein, um sich im Dschungel der Formulierungen zurechtzufinden. So ist gerade der Kauf von Präparaten zur Schönheitspflege Vertrauenssache. Wollen Sie auf Nummer Sicher gehen, empfiehlt es sich, auch bei Kosmetika auf das Qualitätssiegel des International Aloe Science Council (IASC) zu achten (siehe Seite 48). Um Ihnen die Auswahl zu erleichtern, finden Sie im Bezugsquellenverzeichnis (siehe Seite 94) die Anschriften verschiedener seriöser Hersteller von Gesichts- und Körperpflegeprodukten.

Auch die Natur hat ihre Tücken

Der landläufigen Meinung zufolge ist alles, was rein pflanzlich ist, gleichzeitig auch gesund und nebenwirkungsfrei. Dabei wird oft übersehen, dass auch im Pflanzenreich das Prinzip des »Friss oder Stirb«

Wenn Sie eine Marke nicht vertragen, versuchen Sie ruhig noch einmal ein anderes Präparat, denn manchmal sind nicht die Inhaltsstoffe der Aloe vera, sondern das verwendete Konservierungsmittel Grund für die allergische Reaktion.

gilt und es dort beileibe nicht immer nur mit friedlichen Mitteln zugeht. Um überleben zu können, müssen sich Pflanzen schützen. Sie tun es mit allerhand Düften, Farben und Sekreten, die eine gehörige Portion Reizstoffe oder gar Gifte enthalten können. Bei der Aloe steckt diese Verteidigungswaffe in der Faserschicht unter der Blattrinde. Der gelbliche Saft birgt Bitterstoffe wie Aloin und Aloin-Emodin, die Haut und Schleimhäute reizen können.

So gibt es, wie schon im Abschnitt über die Nahrungsergänzung erläutert, zwei Möglichkeiten, die Wüstenpflanze für die Kosmetik nutzbar zu machen: Entweder die Blätter werden von Hand filetiert, so dass es gar nicht erst zu einer Verunreinigung des Gels mit dem gelben Saft kommt, oder es wird ein Ganzblattextrakt gewonnen, aus dem das Aloin und andere Bitterstoffe mit Hilfe von modernen Filtrierungstechniken eliminiert wurden.

Auf die tägliche Pflege kommt es an

Die hautpflegenden und heilenden Eigenschaften der Aloe vera sind heute allseits anerkannt. Dennoch darf man nicht erwarten, dass ein paar Tropfen ihres Safts von heute auf morgen Wunder vollbringen. Auch mit dem allerbesten Pflegeprodukt lässt sich nicht über Nacht ungeschehen machen, was Belastung und Stress der Haut jahrelang angetan haben. Damit sich Erfolge einstellen können, bedarf es der täglichen Anwendung über längere Zeit hinweg. So wie der Körper auf regelmäßige Pflege und Ernährung angewiesen ist, wollen auch die Poren der Haut ständig gereinigt und mit Nahrung versorgt sein. Ohne Geduld läuft also auch hier so gut wie nichts.

Schönheit von innen und von außen

Neben einer regelmäßigen Pflege kann auch eine Nahrungsergänzung mit Aloe-vera-Trinksaft zu einem gesunden Hautbild beitragen. Sie unterstützt den natürlichen Reinigungs- und Entgiftungsprozess über den Darm, so dass weniger Schlacken auf dem Umweg über die Haut ausgeschieden werden müssen. Gleichzeitig fördert der Saft die

Gründe für Hautprobleme gibt es viele. Falsche Ernährung, Rauchen und Alkoholgenuss können ebenso eine Rolle spielen wie mangelnde Pflege, zu fette Cremes oder Schwankungen im Hormonsystem. Sonnenbäder lassen die Haut vorzeitig altern, und Stress lässt sie fahl erscheinen. Die heilenden, regenerierenden Inhaltsstoffe der Aloe vera dringen tief in die Haut ein und helfen, Hautschäden zu reparieren.

Zellerneuerung von innen heraus. Die kurmäßige Anwendung im Frühling und im Herbst hat sich hier als besonders günstig erwiesen. Hierzu nehmen Sie über jeweils drei Monate hinweg – also von März bis Mai und von September bis November – als Ergänzung zu einer möglichst vollwertigen Ernährung zweimal täglich jeweils vor den Mahlzeiten ein bis zwei Esslöffel Aloe-vera-Trinksaft pur oder in Flüssigkeit verdünnt zu sich (siehe Seite 49).

Die Haut – unser größtes Organ

Dass die Haut mehr als eine schöne Hülle ist, zeigt sich am deutlichsten bei schweren Verbrennungen: Ohne sie können wir schlichtweg nicht leben. Sie ist nicht nur ein hochsensibles, großflächiges Tastinstrument, sondern steht gleichzeitig als Ausscheidungsorgan in einer Reihe mit Nieren, Darm und Lunge. Fällt eines davon aus oder stehen vermehrt Stoffwechselschlacken oder Gifte zur Ausscheidung an, so steigert sie automatisch ihr Arbeitspensum.

Vor diesem Hintergrund wird deutlich, wie wichtig eine Unterstützung der Hautfunktion ist. Das Schlimmste, was man ihr antun kann, ist, ihre Pforten zu blockieren, wie dies z. B. mit Schweißhemmern oder allzu fetten Cremes geschieht. Die Aloe vera hingegen unterstützt die Ableitung von Schweiß und befreit die Poren von abgestorbenen Hautzellen. Damit leistet sie einen wichtigen Beitrag zur Gesunderhaltung unseres größten Organs.

> **Die Aloe vera hat eine besondere Penetrationsfähigkeit, d. h., ihre Inhaltsstoffe dringen tiefer als andere in die Haut ein und entfalten dort ihre regenerierende Wirkung auf die Zellen. Dabei werden Hautschäden nicht nur optisch kaschiert, sondern tatsächlich bis zu einem gewissen Maß repariert. Deswegen spricht man hier vom so genannten Repaireffekt.**

So wirkt das Wüstenwunder

▶ Enzyme sorgen dafür, dass abgestorbene Hautzellen schneller abtransportiert werden. Das lässt den Teint frischer erscheinen und sorgt für offene, reine Poren.

▶ Stoffwechselschlacken und Schweiß werden rascher abgeleitet; das macht Aloe-vera-Gel nebenbei auch zu einem guten Deodorant.

▶ Eine der wichtigsten Eigenschaften der Aloe vera ist sicherlich ihre Fähigkeit, das Zellwachstum zu stimulieren und die Haut damit von innen heraus zu erneuern.

▶ Der pH-Wert des Aloe-vera-Gels entspricht in etwa dem der Haut. Damit stabilisiert es den natürlichen Säureschutzmantel.

▶ Aloe vera kann Feuchtigkeit binden. Als Wüstenpflanze liegt gerade hierin eine ihrer Stärken, und es scheint ihr zu gelingen, diese Fähigkeit auch in der menschlichen Haut zu entfalten. Wie und warum dies geschieht, ist bislang noch nicht eingehend erforscht. Dank der adstringierenden Wirkung hält das Gel die Haut elastisch und straff.

▶ Die in der Aloe enthaltenen Nährstoffe dringen tief in die Haut ein und entfalten dort ihre regenerierende Pflegewirkung. Doch Achtung: Bakterien und Schmutzteilchen können den Extrakt der Wüstenlilie leicht als Vehikel nutzen. Darum muss die Haut vor dem Auftragen von Aloe-vera-Produkten gründlich gereinigt werden.

Für alle, die nur gelegentlich Kosmetik selbst rühren, empfehlen sich fertige Sets, in denen alle benötigten Zutaten in der richtigen Menge zusammengestellt sind. Da bleiben keine Reste übrig, die sonst doch nur im Regal verderben würden (siehe Bezugsquellen Seite 94).

Naturkosmetik selbst gemacht

Dass sich selbst gerührte Kosmetik wachsender Beliebtheit erfreut, ist sicher nicht zuletzt auf das zunehmend kritische Käuferverhalten zurückzuführen. Immer mehr Menschen möchten einfach wissen, was in einem Präparat enthalten ist, bevor sie es an ihren Körper heranlassen. Und das lässt sich nun einmal am ehesten erreichen, wenn die Zutaten am heimischen Herd gemischt werden. Außerdem macht das Selbstrühren großen Spaß.

Rohstoffe

▶ Aloe-vera-Gel ist nichts anderes als reiner, von Aloin und anderen reizenden Bitterstoffen befreiter Aloe-vera-Saft. Nur wenn ein so genannter Gelbildner zugesetzt ist, nimmt das Gel eine gallertartige Konsistenz an. Dadurch wird die Haftung des Produkts auf der Haut verbessert. Im Rohstoff für selbst gerührte Kosmetika ist Gelbildner hingegen eher störend (Packungsaufschrift lesen!).

▶ Aloe-vera-Konzentrat ist konzentrierter Saft, von dem eine entsprechend geringere Menge zugesetzt werden muss. Handelsüblich ist eine Konzentration von 10:1.

▶ Aloe-vera-Pulver wurde das Wasser durch Gefrier- oder Sprühtrocknung völlig entzogen. Übliche Konzentrationen sind hier 100:1 oder 200:1.

▶ Aloe-vera-Öl ist ein Mazerat aus dem frischem Blattmark in einem Basisöl, z. B. Jojoba oder Süßmandel. Sie können es entweder fertig kaufen oder selbst herstellen (siehe Seite 74).

Jedem das Seine – auch bei der Hautpflege

Jeder Mensch ist anders, und zudem ändert er sich ständig – eine Tatsache, die nicht nur in unterschiedlichen Hauttypen, sondern auch in einem ständig wechselnden Hautbild zum Ausdruck kommt. Stress und Sorgen, falsche Ernährung und chronischer Schlafmangel hinterlassen ebenso ihre Spuren in unserem Gesicht wie Smog und trockene Heizungsluft. Jede(r) reagiert anders, und so kann es die richtige Pflege für jeden nun einmal nicht geben. Verlassen Sie sich auf Ihr eigenes Empfinden, und nehmen Sie von Zeit zu Zeit einen Hautcheck vor. Seien Sie bei der Bewertung Ihres Hautbildes flexibel. Nur, weil Sie einmal zu fettiger oder trockener Haut geneigt haben, muss das nicht immer so sein. Vielleicht braucht Ihre Haut im Sommer weniger Fett und dafür mehr Feuchtigkeit als im Winter. Vielleicht hat sie auch im stressigen Berufsalltag andere Bedürfnisse als in den Ferien.

Die drei Schritte der täglichen Hautpflege:
▶ **Reinigen**
▶ **Tonisieren**
▶ **Nähren**

Reinigen

Eine gute Hautpflege fängt immer mit der gründlichen Reinigung an. Schweiß, Talg und abgestorbene Hautzellen müssen täglich entfernt werden, damit die Poren nicht verstopfen, was lästige Mitesser und Pickel hervorrufen könnte. Gleichzeitig wird bei der Reinigung die Durchblutung angeregt und die Haut aufnahmefähig für Nährstoffe gemacht. Die Aloe vera hat zwar hervorragende pflegende Eigenschaften, ihre Anwendung in der Reinigungsphase ist jedoch aus zweierlei Gründen nicht anzuraten: Zum einen ist es reine Verschwendung, den kostbaren Stoff auf das Gesicht aufzutragen, nur um ihn sofort wieder abzuwaschen. Zum anderen würde die Aloe vera, wie

Zur Tiefenreinigung können Sie sich einmal wöchentlich ein Meersalzpeeling gönnen. Dazu den Teint mit Wasser benetzen, mit angefeuchteten Fingerspitzen etwas feinkörniges Meersalz aufnehmen und sanft in die Haut einmassieren. Anschließend mit warmem Wasser abnehmen.

wir gesehen haben, bei ausreichender Einwirkzeit tief in die Haut eindringen und könnte dabei Keime mit einschleusen. Sie sollte also immer erst nach der Reinigung aufgetragen werden. Welches Präparat Sie zur Reinigung verwenden, hängt ganz von Ihrer individuellen Verträglichkeit ab. Manche kommen hervorragend mit einer milden Seife und reichlich warmem Wasser zurecht, bei anderen trocknet dies die Haut völlig aus. Sie benutzen besser eine auf ihren Hauttyp abgestimmte Reinigungsmilch oder Waschlotion. Am besten, Sie probieren einfach aus, was für Sie das Richtige ist. Um das natürliche Hautmilieu nicht permanent zu stören, empfiehlt es sich jedoch generell, morgens nur lauwarmes Wasser zu verwenden und erst abends gründlich zu reinigen, um Staub und Schweiß zu entfernen.

Einen Kräuteraufguss für Ihr persönliches Gesichtswasser können Sie ganz leicht selbst zubereiten. Sie geben dazu 1 bis 2 Teelöffel Kräuter oder Blüten in ein Schraubglas, übergießen sie mit kochendem Wasser, lassen sie über Nacht ziehen und seihen sie durch einen Kaffeefilter ab.

Tonisieren

In dieser Pflegephase kommt die Wirkung der Wüstenlilie voll zum Tragen, denn die frisch gereinigte Haut ist besonders aufnahmefähig. Sie können den Saft entweder pur auftragen (das geht besonders gut, wenn Sie ihn in einen kleinen Zerstäuberflakon einfüllen und einfach aufsprühen) oder aber ein Gesichtswasser herstellen.

Kräuter für jeden Hauttyp

Hauttyp	Blütenwasser/Kräuteraufguss	Ätherisches Öl
Normal	Rosenblüten	Geranie, Rose, Bergamotte
Trocken	Lindenblüten, Kamillenblüten, Rosenblüten, Hagebutte	Neroli, Geranie, Rose
Fett	Rosmarin, Orangenblüten	Teebaum, Zitrone, Bergamotte
Unrein	Salbei, Hamamelis	Teebaum, Lavendel
Empfindlich	Kamillenblüten	Römische Kamille
Anspruchsvoll	Lindenblüten, Kamillenblüten, Rosenblüten, Hagebutte	Rose, Weihrauch, Neroli, Myrrhe, Karottensamen

Basisrezept für ein Gesichtswasser

Zutaten: 40 ml Blütenwasser oder Kräuteraufguss nach Hauttyp, 40 ml Aloe-vera-Saft, 20 ml 96-prozentiger Weingeist (außer bei trockener, empfindlicher Haut), 2 Tropfen ätherisches Öl je nach Hauttyp
Zubereitung: Die Zutaten in eine saubere, dunkle Glasflasche füllen und gut verschütteln.

Nähren

Nachdem die Haut gründlich gereinigt und tonisiert ist, folgt die nährende Pflege. Morgens empfiehlt sich für alle Hauttypen eine leichte Creme auf der Basis eines schnell einziehenden Öls wie Süßmandel oder Aprikosenkern. Auch Jojoba ist für jeden Hauttyp geeignet. Abends darf die Creme etwas schwerer sein. Welches Öl speziell für Sie das beste ist, entnehmen Sie der Tabelle auf Seite 68.

Die zwei Phasen der Cremeherstellung

Fast könnte man sagen, bei der Herstellung von Kosmetika ginge es darum, ein Gesetz der Natur auf den Kopf zu stellen, gilt es doch, Fett und Wasser, die sich im Normalfall abstoßen wie gleiche Magnetpole, so zu verbinden, dass ein Präparat von mehr oder weniger sahniger Konsistenz entsteht. Hierzu werden die so genannte Fett- und Wasserphase getrennt erhitzt und nach und nach unter ständigem Rühren gemischt, bis die Komponenten zur Creme emulgieren.

Praktische Anleitung

▶ Die Fettphase abwiegen und in ein hohes, hitzefestes Rührgefäß aus Glas füllen. Im Wasserbad so lange erhitzen, bis die Zutaten geschmolzen sind (ca. 70 °C). Das Gefäß aus dem Wasserbad nehmen.
▶ Die Wasserphase ebenfalls auf etwa 70 °C erhitzen. Mit dem Handrührgerät auf Stufe 3 löffelweise in die Fettphase einrühren. So lange weiterrühren, bis die Creme oder Lotion handwarm ist.
▶ Wirkstoffzusätze wie Aloe-vera-Konzentrat, Vitamin E oder ätherische Öle werden erst jetzt zugegeben.

Blütenwasser, auch Hydrolat genannt, entsteht als Nebenprodukt bei der Destillation ätherischer Öle. Sie bekommen es im einschlägigen Versandhandel (siehe Seite 94) oder überall dort, wo es Aromaöle gibt.

Pflegende Pflanzenöle

Hauttyp	Pflanzliches Öl
Normal	Süßmandel, Haselnuss, Macadamianuss
Trocken	Jojoba, Avocado, Haselnuss, Olive
Fett	Traubenkern, Aprikosenkern, Pfirsichkern, Distel
Unrein	Traubenkern, Aprikosenkern, Pfirsichkern, Borretsch, Sonnenblume
Empfindlich	Jojoba, Kamelie
Anspruchsvoll	Avocado, Sesam, Jojoba, Kürbiskern, Nachtkerze (in 10- bis 20-prozentiger Mischung mit anderen Ölen), Hagebutte (ebenfalls als Zusatz zu anderen Ölen)

Sauberkeit ist bei der Cremeherstellung oberstes Gebot! Wischen Sie alle Geräte vor dem Gebrauch mit Alkohol aus. Verwenden Sie nur Geräte oder Schüsseln aus Glas, Keramik oder Edelstahl. Entnehmen Sie die fertige Creme mit sauberen Händen oder einem Spatel aus dem Tiegel.

Basisrezept I für eine Creme

Zutaten Fettphase: 4 g Bienenwachs, 6 g Kakaobutter, 25 g Pflanzenöl je nach Hauttyp

Wasserphase: 20 g stilles Mineralwasser

Wirkstoffe: 5 g Aloe-vera-Konzentrat 10:1 oder 1 Messerspitze Aloe-vera-Pulver 200:1, 2 Tropfen ätherisches Öl je nach Hauttyp

Zubereitung für alle Basisrezepte: Siehe Anleitung Seite 67

Basisrezept II für eine Creme

Zutaten Fettphase: 5 g Tegomuls, 30 ml Pflanzenöl je nach Hauttyp

Wasserphase: 25 g stilles Mineralwasser

Wirkstoffe: 5 g Aloe-vera-Konzentrat 10:1 oder 1 Messerspitze Aloe-vera-Pulver 200:1, 2 Tropfen ätherisches Öl je nach Hauttyp

Basisrezept III für eine Creme

Zutaten Fettphase: 5 g Lamécreme, 40 g Pflanzenöl je nach Hauttyp

Wasserphase: 50 g stilles Mineralwasser

Wirkstoffe: 5 g Aloe-vera-Konzentrat 10:1 oder 1 Messerspitze Aloe-vera-Pulver 200:1, 2 Tropfen ätherisches Öl je nach Hauttyp

Die Menge macht's

Aloe vera ist in Kosmetika erst ab einem Gehalt von ca. 30 Prozent wirksam. Um diesen Anteil zu erreichen, können Sie beim Selbstrühren die Wasserphase komplett durch Aloe-vera-Trinksaft ersetzen. Nachteil: Beim Erhitzen werden bestimmte Inhaltsstoffe – so auch die Enzyme – zerstört. Aus diesem Grund enthalten die oben beschriebenen Rezepte Aloe-vera-Konzentrat (flüssig oder in Pulverform), das in die abgekühlte Creme eingerührt wird.

Wer Konzentrate nicht mag, für den ist die nachfolgende Rezeptur genau das Richtige, denn hier kann der Aloe-vera-Saft kalt zugesetzt werden. Das Ganze ist zwar etwas komplizierter in der Ausführung, doch die Mühe lohnt sich, denn die Creme ist nicht nur von der Zusammensetzung her optimal, sondern zudem auch wunderbar geschmeidig. Die Zutaten gibt es nicht nur einzeln im Kosmetikrohstoffhandel, sondern auch fertig zusammengestellt (siehe Seite 94), so dass keine Reste übrigbleiben.

Warmgerührte Aloe-vera-Creme mit Avocadoöl

Zutaten Fettphase: 7,6 g Bienenwachs, 7,6 g Wollwachsalkohol, 80 g Avocadoöl

Wasserphase: 100 g reiner Aloe-vera-Saft

Zubereitung: Bienenwachs, Wollwachsalkohol und Avocadoöl gemeinsam im Wasserbad erwärmen, bis eine klare, durchsichtige Schmelzflüssigkeit entsteht.

Dann die Schüssel aus dem Wasserbad nehmen und so lange rühren, bis die Flüssigkeit milchig wird und sich die Masse mitsamt der Rührschüssel auf gute Handwärme abgekühlt hat.

Nun den Aloe-vera-Saft portionsweise zusetzen und sofort verrühren, bis eine cremige Emulsion entsteht. Das geht am besten mit einem Elektrorührgerät.

Damit die Creme schön sahnig und geschmeidig wird, empfiehlt es sich, die Masse über Nacht gut abgedeckt in der Rührschüssel stehen zu lassen, sie am nächsten Tag noch einmal gründlich durchzurühren und sie erst dann in Cremetiegel abzufüllen.

In der Kosmetikbranche wird zwischen so genannten Stay-on- und Rinse-off-Produkten unterschieden. Erstere verbleiben auf der Haut (z. B. Gesichtswasser oder Creme), während letztere abgewaschen werden (z. B. Haarshampoo oder Reinigungsmilch). Die Aloe vera entfaltet ihre pflegende Wirkung nur, wenn sie in die Haut einziehen kann; in Produkten, die gleich wieder abgespült werden, ist sie unwirksam.

Extrapflege zum Verwöhnen

So wie der ganze Mensch ab und zu Urlaub braucht, verlangt auch die Haut von Zeit zu Zeit nach Pause und besonderer Zuwendung. Eine Aloe-vera-Maske oder -Packung ist hier genau das Richtige. Einmal pro Woche oder vor »großen Auftritten« aufgetragen, bringt sie den Teint zum Strahlen.

▶ **Antistresspackung auf Quarkbasis**

3 Esslöffel Quark mit 3 Esslöffeln Aloe-vera-Saft glatt rühren, 1 Hand voll frische, fein gehackte Petersilie untermischen, auf die gereinigte Haut auftragen und 30 Minuten lang einwirken lassen.

▶ **Peelingpackung auf Weizenmehlbasis**

3 Esslöffel ungebleichtes, grobes Weizenmehl mit etwa 3 Esslöffeln Aloe-vera-Trinksaft und 1 Esslöffel angewärmtem Honig zu einem glatten Brei verrühren, auf die gereinigte Haut auftragen und nach 15 Minuten abwaschen.

▶ **Aloe-vera-Frischgelmaske**

3 etwa 3 Zentimeter breite Aloe-vera-Blattstücke abschneiden, die dornigen Ränder abtrennen, quer halbieren, mit der Gelseite nach unten auf Wangen, Stirn, Kinn und Nasenflügel auflegen. Mit einer feuchtwarmen Mullbinde fixieren. 15 Minuten lang einwirken lassen.

Erfrischendes Gel

Wer keine Zeit oder Lust zum Rühren von Cremes und Lotionen hat und nicht auf eine Aloe-vera-Pflegeserie umsteigen möchte, kann dennoch von der pflegenden Wirkung der Sukkulente profitieren. Tragen Sie einfach morgens und abends auf das gereinigte Gesicht bis hinunter zum Dekolletee etwas Gel auf. Entweder Sie verwenden ein gutes Präparat mit Gelbildner, dessen Aloe-vera-Gehalt möglichst über 95 Prozent liegen sollte. Es lässt sich gut auf der Haut verteilen und zieht rasch ein. Oder Sie benutzen das reine, flüssige Aloe-vera-Gel. Es lässt sich gut mit einem Wattebausch auftragen oder mit einem kleinen Zerstäuberflakon aufsprühen. Sobald das Gel eingezogen ist, können Sie sich wie gewohnt eincremen.

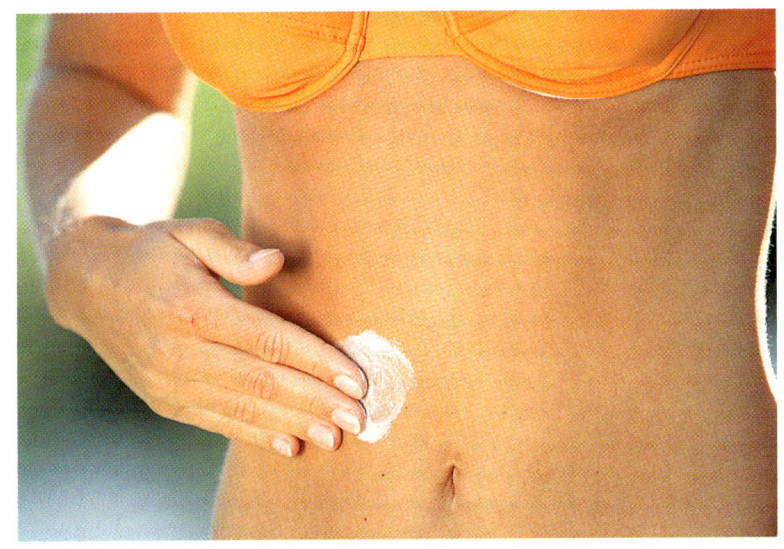

Durch die Wüstenlilie wird gerade auch strapazierte Haut (z. B. nach dem Sonnenbad) straffer, fester und feiner, weil ihre Wirkstoffe bis in die tieferen Hautschichten vordringen.

Wohltat für den ganzen Körper

Was für das Gesicht gut ist, bringt auch dem Körper Segen. Hören Sie also mit der Aloe-vera-Pflege nicht an der Halslinie auf. Pur oder in einer Körperlotion eingearbeitet, glättet das Gel die Haut, lässt kleinere Verletzungen (auch Mückenstiche!) besser heilen und macht schuppige, raue Stellen zarter. Hautprobleme wie Ekzemneigung oder Unreinheiten werden gelindert oder ganz zum Verschwinden gebracht. Hierzu braucht es jedoch ein wenig Geduld.

Körperlotion mit Aloe vera

Zutaten: 50 ml Aloe-Ölauszug (fertig gekauft oder selbst zubereitet, siehe Seite 74), 25 ml schnell einziehendes Pflanzenöl, 10 ml Weizenkeimöl, 15 ml Tween 80, 5 Tropfen Teebaumöl, 3 Tropfen Neroli- oder Geranienöl

Zubereitung und Anwendung: Die Öle mit dem Tween 80 in eine Glasschale gießen und verrühren. Die ätherischen Öle untermischen. In eine Flasche füllen. Vor Gebrauch gut schütteln. Nach dem Duschen oder Baden in die noch feuchte Haut einmassieren.

Aloe-vera-Gel ist kein Ersatz für Creme. Es enthält zwar viele pflegende Inhaltsstoffe, doch es fehlen ihm die lipophilen Bestandteile. Tragen Sie also immer zusätzlich ein nährendes Präparat auf Pflanzenölbasis auf.

Nie mehr Körpergeruch

Die Wüstenlilie pflegt nicht nur, sie ist zudem auch ein natürliches Deodorant. Im Gegensatz zu vielen anderen handelsüblichen Produkten unterdrückt sie nicht die normalen Ausscheidungsfunktionen der Haut, sondern fördert die Schweißableitung und sorgt mit ihrer leicht bakteriziden Wirkung dafür, dass sich erst gar kein unangenehmer Geruch bilden kann. Der entsteht nämlich erst, wenn der Schweiß durch Bakterien zersetzt wird.

Pflegetipps für Hände und Füße

Für all jene, die trockene Beine, aber keine Lust zum täglichen Eincremen haben, hat sich die Firma Kunert etwas Originelles einfallen lassen: Sie entwickelte »Legs Care«, eine mit Aloe-vera-Extrakt imprägnierte Strumpfhose, die ihre pflegende Wirkung in Kontakt mit Körperwärme entfaltet.

Hände sind wie Visitenkarten. Man muss nicht einmal die Linien deuten können, um in ihnen zu lesen: Rau und rissig? Frondienst im Haushalt! Oder zerschunden? Gartenarbeit! Wer solch verräterische Zeichen vermeiden will, dem hilft die Sukkulente aus der Wüste. Eine Massage mit Aloe-Ölauszug (siehe Seite 74) tut strapazierten Händen gut. Reiben Sie auch das Nagelbett und die Nägel sorgfältig damit ein. Und auch die Füße freuen sich über ein paar pflegende Streicheleinheiten. Aloe-vera-Gel (mit oder ohne Gelbildner) kühlt und desinfiziert. Es lindert Schmerzen nach langem Stehen, gibt der Haut Feuchtigkeit und reguliert den Fußschweiß. Ein weiterer Vorteil: Bei regelmäßiger Pflege wird die Haut besser durchblutet und widerstandsfähiger gegen Fußpilz.

Gepflegtes Haar bis in die Spitzen

Glänzende, gut sitzende Haare sind ebenso ein Zeichen von körperlichem Wohlbefinden wie eine gesunde Haut. Durch stiefmütterliche Behandlung oder strapaziöse Prozeduren wie Färben und Dauerwellen, aber auch durch Sonnenbäder und Umweltgifte ist es bei vielen von uns leider mit der Pracht nicht allzu weit her. Ist ein Haar erst einmal in seiner Struktur geschädigt, lässt sich daran nur wenig ändern. Pflegeprodukte können sich allenfalls an der Oberfläche anlagern und es rein optisch glätten. Reparieren können sie es nicht. Eine gute Pflege muss also immer an der Kopfhaut ansetzen. Damit die Haare kräftig wachsen und widerstandsfähiger werden, gönnen Sie ihnen einmal wöchentlich eine Haarpackung.

Aloe-vera-Haarpackung

Zutaten: 1/2 Tasse kaltgepresstes Oliven- oder Sesamöl, 1 Eigelb, 3 EL frisches oder stabilisiertes Aloe-vera-Gel

Zubereitung und Anwendung: Die Zutaten gut verrühren (bei Verwendung von Frischblattgel dieses zuerst fein hacken) und auf die Kopfhaut auftragen.

Mindestens für 15 Minuten – wenn Sie Zeit haben, auch über mehrere Stunden – einwirken lassen. Während der Einwirkzeit den Kopf in ein angewärmtes Handtuch hüllen. Anschließend die Haare mit einem milden Shampoo gut auswaschen.

Erste Hilfe bei Schuppen

Dunkler Pullover mit weißem Schnee? Nicht sehr attraktiv! Aloe vera hilft auch hier. Massieren Sie den Saft täglich wie Haarwasser in die Kopfhaut ein. Das normalisiert deren Funktion, versorgt sie mit Feuchtigkeit und wirkt heilend. Zusätzlich zu dieser Basispflege können Sie regelmäßig folgende Packung machen.

Antischuppenpackung

Zutaten: je 1/2 TL Vitamin-E-Azetat und Lezithin, 1 EL Bienenhonig, 2 EL kaltgepresstes Olivenöl, 1 TL Aloe-vera-Konzentrat 10:1 oder 1 Messerspitze Aloe-vera-Pulver 200:1

Zubereitung und Anwendung: Die Zutaten außer der Aloe vera mischen und im Wasserbad langsam erwärmen. Nach dem Abkühlen die Aloe vera zugeben.

Die Haare in Strähnen teilen, die Hälfte der Paste auftragen und gut einmassieren. Anschließend den Kopf in ein feuchtwarmes Handtuch wickeln. Nach dem Abkühlen den Rest der Paste auftragen, wieder feuchtwarm abdecken. Dann die Haare mit einem milden Shampoo gründlich auswaschen.

Haarshampoo auf Aloe-vera-Basis zu kaufen, ist wenig sinnvoll. Die Einwirkzeit ist einfach zu kurz, als dass sich die Wirkung entfalten könnte. Gönnen Sie sich lieber regelmäßig eine Haarpackung mit dem Gel des Dickblattgewächses.

Nie wieder fettige Haare

Auch bei fettigen Haaren kann der Saft der Aloe helfen. Täglich in den Haarboden einmassiert, normalisiert er die Talgproduktion, so dass das Haar länger frisch und gepflegt aussieht. Dadurch müssen Sie es nicht so oft waschen, was sich noch einmal hemmend auf den Nachfettungsprozess auswirkt. Mit der Zeit werden so aus fettigen Haaren normale Haare – ohne großen Aufwand!

Aloe-vera (mit Gelbildner) ist das etwas bessere Stylinggel! Es lässt sich wie herkömmliches Gel verwenden und tut den Haaren gleichzeitig etwas Gutes.

Sonnenschutz aus südlichen Breiten

Auf einer seiner Forschungsreisen traf der englische Botaniker M. Miller am Kap der Guten Hoffnung auf Eingeborene, die ihm durch ihre schöne, besonders glatte, reine Haut auffielen. Des Rätsels Lösung fand er bei der Beobachtung der Lebensgewohnheiten: Die Stammesbewohner wuschen sich mit dem frisch gepressten Saft einer heimischen Aloe-Art, der nicht nur eine reinigende und zusammenziehende Wirkung hatte, sondern auch vor den UV-Strahlen der Sonne schützte und so der Faltenbildung entgegenwirkte. Miller nannte die Pflanze Aloe saponaria, die Seifen-Aloe. Dank moderner Herstellungs- und Stabilisierungsverfahren können wir heute auch hierzulande von diesem natürlichen Sonnenschutz profitieren. Am einfachsten geht das mit einem Aloe-Ölauszug.

Der Schatten ist das Beste an der Sonne, so lautet ein altes spanisches Sprichwort. In der Tat: Wer sich an sonnigen Sommertagen im Schatten aufhält, fühlt sich rundum wohler. Und die Haut bekommt immer noch genug Strahlen ab, um gleichmäßig zu bräunen. Die pralle Sonne hingegen führt nur allzu leicht zu Verbrennungen und gilt zudem als eine der Hauptursachen für Hautkrebs.

Ölauszug

Zutaten: 10 g frisches Aloe-vera-Blattgel, 90 g kaltgepresstes Pflanzenöl, nach Wunsch einige Tropfen ätherisches Öl

Zubereitung und Anwendung: Das Gel zerkleinern und mit dem Öl mischen. Im verschlossenen Glas 14 Tage lang lichtgeschützt aufbewahren. Ab und zu gut durchschütteln. Durch ein Mulltuch filtern und in eine dunkle Flasche füllen. Damit das Öl nicht ranzig wird, können Sie es mit etwas Vitamin-E-Azetat stabilisieren.

Der Ölauszug ist ein ausgezeichnetes Massage- und Hautpflegemittel. Er fungiert als Sonnenschutz, lindert bei Sonnenbrand Hautrötungen und dient als Rohstoff zur Herstellung eigener Kosmetika.

Aloe-Nussöl-Creme

Ein hervorragender Sonnenschutz ist auch die folgende Creme. Sie wird mit Erdnussöl gerührt, das ebenfalls eine Lichtschutzwirkung hat und sich so mit der Aloe vera ergänzt.

Zutaten Fettphase: 4 g Bienenwachs, 6 g Kakaobutter, 20 ml Erdnussöl, 5 ml Mandelöl

Wasserphase: 20 ml stilles Mineralwasser

Wirkstoffe: 5 ml Aloe-vera-Konzentrat 10 : 1 oder 1 Messerspitze Aloe-vera-Pulver 200 : 1, 2 Tropfen Neroliöl

Zubereitung: Siehe Anleitung Seite 67

Aloe als Räucherwerk

Neben dem naturheilkundlichen und kosmetischen Einsatz wurde die Aloe schon seit dem Altertum immer auch für magische und rituelle Räucherungen verwendet und ist damit eines der klassischen Räuchermittel schlechthin. Bei den Hebräern galt die Aloe als heilig, und im Johannesevangelium des Neuen Testaments wird davon berichtet, wie bei der Beisetzung Christi mit Aloe vermische Myrrhe an die Grabstätte gebracht wurde. Dem Duft wurden außerdem schützende und heilende Wirkungen auf den Körper zugeschrieben. Heute werden noch im gesamten Karibikraum Räuchermischungen mit Aloe in kultischen Ritualen verwendet. Mit dem wieder erwachenden Interesse der Menschen an alten Traditionen erfreuen sich die wohltuenden Düfte auch hierzulande zunehmender Beliebtheit. Und das aus gutem Grund: Sie sind ein ausgezeichnetes Mittel gegen Stress und bringen uns geistige Klarheit – beides Eigenschaften, die gerade in unserer hektischen Zeit besonders wichtig sind.

Auf den Spuren der alten Ägypter

Die gummiartigen oder harzigen, dunkelbraunen Aloe-Würfelchen werden aus dem eingedickten Saft der fleischigen Blätter oder dem Sekret des eingeritzten Stamms gewonnen. Heute liefert dazu meist

Auch die urchristliche Gemeinde von Urfa in der heutigen Südtürkei stellte Räucherwerk aus Aloe her, um die Seelen zu reinigen. Für esoterisch Interessierte: Die Aloe wird als Räucherstoff dem Feuerelement, dem Planeten Merkur und den ägyptischen Göttern Isis und Osiris zugeordnet.

die südafrikanische Kap-Aloe den Rohstoff. Daneben werden Räuchermittel aus der Aloe vera (barbadensis Miller), der Aloe ferox und vor allem auch der Aloe socotrina gewonnen, die auf der Insel Sokotra im Indischen Ozean beheimatet ist und die einen besonders angenehmen Duft entfaltet. Von hier sollen schon die alten Ägypter ihre Aloe bezogen haben. Damals galten edle Räucherharze noch neben Gold und Edelsteinen als die wertvollsten Handelsgüter überhaupt.

Balsam für die Seele

Beim Schmelzen auf der glühenden Räucherkohle bildet das Harz dicke Blasen, die sich nach und nach öffnen und kleine Rauchwölkchen ausstoßen. Dabei entfaltet sich ein schwerer, warmer Duft, der je nach Sorte mal an frische Pflanzensäfte, mal an Pflaumen oder Schwarze Johannisbeeren erinnert. Manchmal kann er aber auch recht beißend sein.

Aus diesem Grund empfiehlt es sich, die Aloe nicht für sich allein zu verwenden. Mit anderen Harzen gemischt, gibt sie dem Duft eine angenehme, warme Grundnote. In solchen Mischungen wirkt die Aloe entspannend, beruhigend und von innen heraus wärmend – sie ist also auch hier ein echter Balsam für die Seele. Das Aloe-Harz ist unter der Bezeichnung »Aloe conc.« (d. h. geschnitten) in Apotheken erhältlich. Wo Sie die anderen angegebenen Zutaten bekommen, erfahren Sie in den Bezugsquellen (siehe Seite 94).

Räuchermischung aus dem Heiligen Land

Zutaten: 3 Teile Weihrauch, je 1 Teil Myrrhe, Benzoe und Mastix, je 1/2 Teil Aloe und Zimtrinde oder Zimtblüte

Zubereitung: Die Harze im Mörser zerstoßen, die Zimtrinde oder -blüte separat zerstampfen und dann den Harzen zufügen.

Besonders schön sieht das Ganze aus, wenn Sie eine kleine Menge Goldweihrauch (das sind mit Goldbronze beschichtete Weihrauchkörner) hinzufügen. Diese Räuchermischung revitalisiert und verleiht neue seelische Kraft in Situationen, in denen wir uns überfordert oder energetisch ausgelaugt fühlen.

> Harzhaltige Räuchermischungen mit Aloe entfalten einen intensiven, lang anhaltenden Duft. Daher empfiehlt es sich, beim Räuchern in Innenräumen immer ein Fenster geöffnet zu lassen. Dann bleibt nach dem Ritual ein feiner, angenehmer Duft zurück. Wenn Sie eine Harzräucherung im Freien durchführen möchten, sollten Sie dies vorher mit den Nachbarn absprechen.

Montagsweihrauch

Zutaten: je 2 Teile Gurkensamen, getrocknete Beifußstängel und Kampfer, 4 Teile weißes Sandelholz, 1 Teil Aloe

Zubereitung: Die Gurkensamen und die Beifußstengel im Mörser fein zerstoßen, mit den übrigen Zutaten mischen.

Dieses Rezept ist gleichzeitig auch ein Geschenk an den Mond und stammt aus einer Sammlung von Parcelsus, die für jeden Wochentag eine eigene Komposition enthält.

Am Vorabend – also sonntags – geräuchert, stimmt diese Mischung sanft auf die bevorstehende Arbeitswoche ein. Solchermaßen vorbereitet, fällt das frühe Aufstehen nur noch halb so schwer – und das Montagstief bleibt aus.

In einem Zellophantütchen verpackt, ist eine Räuchermischung mit Aloe eine originelle Geschenkidee für alle Stressgeplagten.

Ein kleiner Unterschied

Neben dem dunkelbraunen harzigen Räucherstoff der echten Wüstenlilie ist ebenfalls unter dem Namen »Aloe« oder »Aloeholz« (manchmal auch Paradies- oder Adlerholz, Agaro oder Aguru) ein anderes Räuchermittel auf dem Markt, das aus dem in Indonesien, Assam und Kambodscha beheimateten Adlerbaum gewonnen wird. Es handelt sich hier um ein Seidelbastgewächs – mit der echten Aloe ist er also nicht einmal entfernt verwandt.

Seinen köstlichen Wohlgeruch verdankt das Aloeholz einer Pilzkrankheit, die stark verharzte Stellen im Stamm zurücklässt. Nach dem Vermodern des gefällten Baums bleiben diese als schwarze, schwarz-gelb gestreifte oder gelbe Klumpen übrig. Dank seines edlen Dufts und der psychoaktiven Wirkung ist dieses Harz auch heute noch eines der kostbarsten Räuchermittel überhaupt. Besonders in Japan, aber auch in der tibetischen Medizin, sind Räucherstäbchen mit pulverisiertem Aloeholz beliebt. Für Räucherfans unbedingt zu empfehlen! Wo Sie es bekommen, erfahren Sie in den Bezugsquellen (siehe Seite 94). Vier Gramm Aloeholz kosten ab etwa 35 DM (für gut 20 Räucherungen), Räucherstäbchen aus Aloeholz bekommt man für ca. 19 DM (20 Stück). Echte Aloe – also das Harz der Wüstenlilie – kostet pro 100 Gramm etwa 10 DM.

In der Bibel ist verschiedentlich von Aloe die Rede. Doch dabei handelt es sich bis auf wenige Ausnahmen nicht um die echte Aloe, sondern um das Holz des Adlerbaums, das die Araber schon im Altertum in den gesamten Orient exportierten.

Gesundheitsprobleme lindern mit Aloe vera

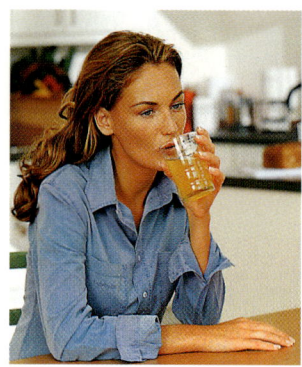

Die Aloe-Trinkkur ist Gesundheitspflege von innen.

Die Aloe vera ist kein Heilmittel im eigentlichen Sinn. In Verbindung mit ausgewogener Ernährung und gesunder Lebensweise kann sie aber die Selbstheilungskräfte des Organismus aktivieren, Magen und Darm stärken und uns so insgesamt mehr Wohlbefinden schenken.

Wer die Aloe vera und ihre Artverwandten erst einmal für sich entdeckt hat, wird sie bald nicht mehr missen wollen – als Gesundheitselixier ebenso wie als Erste-Hilfe-Pflanze bei Insektenstichen, Kratzern und Schürfwunden, als Hautpflegemittel und zur Darmsanierung – die Einsatzmöglichkeiten sind vielfältig und die Heilwirkungen oftmals verblüffend. Bei allem, was über das Wüstengewächs berichtet wird, sollten wir jedoch stets im Auge behalten, dass sie kein Wundermittel ist. Sie tut uns gut und ist ausgesprochen förderlich für unsere Gesundheit. Das Besondere an der Aloe vera ist ihre Vielseitigkeit, die sie auch für Laien gut einsetzbar macht.

Hilfe bei Beschwerden von A bis Z

Akne

Neben einem hormonellen Ungleichgewicht gehört auch eine gestörte Ausscheidung von Stoffwechselprodukten zu den Hauptursachen der Akne. Funktioniert die Verdauung nicht, wird ein Teil der Körpergifte über die Haut ausgeschieden – die Folgen sind Pickelgeplagten nur allzu bekannt. Gerade hier kann die Aloe vera einiges leisten: Sie unterstützt einerseits den natürlichen Ausscheidungs- und Entgiftungsprozess des Körpers und fördert andererseits die Wundheilung, beugt Entzündungen vor und vermindert die Narbenbildung.

Aloe-Anwendungen
▶ Aloe-vera-Gel oder frisches Blattmark mehrmals täglich direkt auf die betroffenen Stellen auftragen. Das desinfiziert und fördert den Heilungsprozess und lindert Schmerz und Juckreiz.

▶ Die Haut morgens und abends gründlich reinigen und anschließend eine gute Aloe-vera-Feuchtigkeitslotion auftragen. Sie können entweder ein fertiges Präparat kaufen oder eine selbst gerührte Creme verwenden (siehe Seite 67ff.).

▶ Als »Kosmetikum von innen« zur Darmregulierung und Entschlackung empfiehlt sich zusätzlich eine kurmäßige Nahrungsergänzung mit Aloe-vera-Trinksaft. Dazu über etwa 3 Monate hinweg morgens und abends je 50 bis 60 Milliliter in Wasser oder Saft einnehmen.

Das können Sie sonst noch tun

Nehmen Sie viel Obst und Gemüse und reichlich Ballaststoffe zu sich, vermeiden Sie dagegen starke Gewürze und allzu Fettes. Achten Sie darauf, nur Pflegeprodukte auf Pflanzenölbasis zu kaufen – Mineralöle verstopfen zusätzlich die Poren.

Widerstehen Sie dem Drang, an Pickeln herumzuquetschen. Das hinterlässt Narben! Fassen Sie sich nie mit ungewaschenen Händen ins Gesicht, und wechseln Sie täglich das Handtuch, um eine weitere Ausbreitung der Keime zu verhindern.

Lassen Sie sich von einem Heilpraktiker beraten. Mit naturheilkundlichen Verfahren wie der Bioresonanztherapie können bei Akne in vielen Fällen gute Erfolge erzielt werden.

Allergien

Triefende Augen, eine rote Nase, Hautausschlag und gereizte Bronchien gehören für immer mehr Menschen zum Alltag. Ihr Organismus wehrt sich gegen die stetig wachsende Zahl der auf ihn einströmenden Umweltgifte, indem er Amok läuft und völlig harmlose Stoffe als Feinde identifiziert.

Auf die schießt er dann mit schwerem Geschütz. Histamine werden ausgeschüttet, um die Eindringlinge abzuwehren. Die Haut juckt, und die Schleimhäute schwellen an, um die Luken dicht zu machen. Das funktioniert so gut, dass der leidgeplagte Allergiker kaum noch Luft bekommt. Die Aloe vera mit ihrer das Immunsystem harmonisierenden Wirkung bringt hier Hilfe von innen und von außen.

Die emotionalen Faktoren, die bei Akne eine wichtige Rolle spielen, lassen sich mit Aloe vera natürlich nicht beeinflussen. Dennoch bessert sich das gestörte Hautbild deutlich durch eine innerliche und äußerliche Behandlung mit dem Gel der Wüstenlilie.

Aloe-Anwendungen

▶ Durch eine regelmäßige Nahrungsergänzung mit dem Saft der Sukkulente wird das Immunsystem beruhigt, so dass es keine Panikreaktionen mehr an den Tag zu legen braucht. Nehmen Sie 2- bis 3-mal täglich 50 bis 60 Milliliter Trinksaft pur oder verdünnt zu sich.

▶ Eine lokale Behandlung der juckenden Stellen mit Gel oder frischem Blattmark kann allergische Hautreaktionen lindern. Bei Ausschlägen immer wieder eine dicke Schicht Gel auftragen, bis die Erscheinungen gelindert sind.

▶ Trägerinnen von Ohrringen können sich vor allergischen Hautreaktionen (Nickel) schützen, wenn sie die Ohrläppchen nach gründlicher Reinigung mit Alkohol mit Aloe vera bestreichen. Tauchen Sie auch den Stift der Ohrringe in das Gel ein.

▶ Verwenden Sie vor allem bei neuen Textilien Aloe-vera-haltiges Waschmittel (z. B. von Forever Living). Das kann vor allergischen Hautreaktionen auf Gewebeimprägnierungsstoffe schützen.

Die vier Hauptwirkungen der Aloe vera:
▶ **Abwehrstärkend**
▶ **Entzündungshemmend**
▶ **Schmerzlindernd**
▶ **Wundheilend**

Das können Sie sonst noch tun

Während die Schulmedizin dem Phänomen Allergie mit starken Geschützen wie Kortison oder Antihistaminika begegnet, die zum Teil schwere Nebenwirkungen haben und die Symptome nur unterdrücken, arbeitet die Naturheilkunde mit sanfteren Methoden. Gute Erfolge können beispielsweise mit dem Bioresonanzverfahren und auch der Injektionstherapie mit Schlangenenzymen vermeldet werden. Lassen Sie sich von einem Heilpraktiker oder naturheilkundlich versierten Arzt beraten.

Altersflecken

Sie sehen aus wie große Sommersprossen, doch die meisten finden sie nur halb so lustig. Das mag vielleicht auch am Namen liegen: Altersflecken. Sie bilden sich besonders an sonnenexponierten Körperteilen wie im Gesicht und am Dekolletee, auf den Handrücken und an den Unterarmen. Wer sie loswerden möchte, für den ist die Aloe vera genau das richtige Mittel.

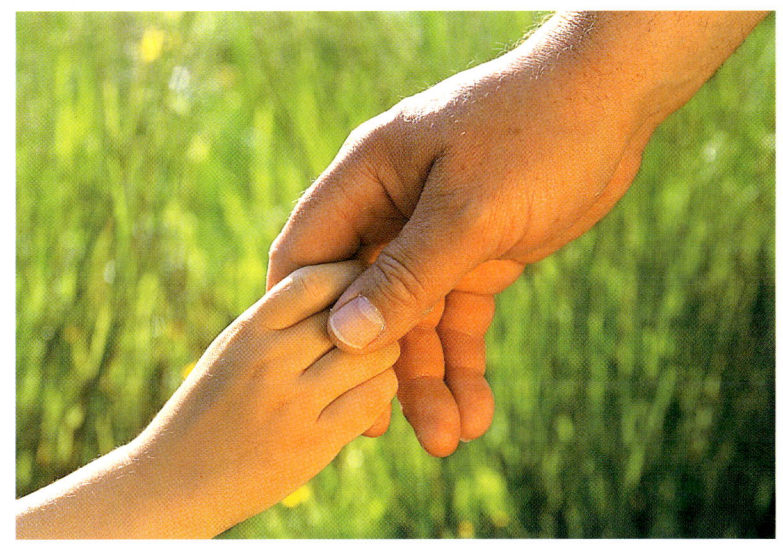

Altersflecken können sich ab dem 40. Lebensjahr bilden und entstehen durch eine vermehrte Pigmentansammlung in der Haut. Gesundheitlich sind sie meist harmlos, stellen für die Betroffenen aber oft ein kosmetisches Problem dar.

Aloe-Anwendung

Rubbeln Sie die betroffenen Hautpartien mindestens 2-mal pro Woche mit einem Aloe-vera-Peeling glatt. Sie können dazu entweder etwas Aloe-vera-Saft unter ein fertiges Präparat mischen oder ein selbst gerührtes Peeling auftragen (siehe Seite 70).

Das können Sie sonst noch tun

Bei hartnäckigen Altersflecken hilft unter Umständen auch das Bleichen mit Zitronen- oder Papayasaft. Reiben Sie mehrmals täglich mit der frischen Schnittfläche über die betroffenen Stellen. Bis sich eine erkennbare Besserung einstellt, bedarf es allerdings einiger Geduld.

Arthritis und Arthrose

Die Arthrose ist eine degenerative Gelenkerkrankung, die normalerweise aus einer Überbeanspruchung des Gelenks heraus entsteht, sei es durch Sport, Übergewicht oder einer ungleichen Belastung beispielsweise nach Knochenbrüchen. Auch durch rheumatische Entzündungen kann eine Arthrose entstehen. Die Symptome: Durch die

Bewegung ist das A und O für Arthritis- und Arthrosepatienten, selbst wenn es noch so große Überwindung kostet. Sie sorgt dafür, dass die betroffenen Gelenke mobil bleiben, Schlacken daraus abtransportiert werden und neue Gelenkschmiere produziert wird.

Erosion der Gelenkschmiere knarrt und ächzt das Gelenk bei jeder Bewegung, und durch das Aufeinanderreiben von Knochen gegen Knochen kann es zu starken Schmerzen kommen. Wenngleich die Aloe vera ein defektes Gelenk nicht mehr reparieren kann, fördert sie doch die Neubildung der Gelenkschmiere und lindert die Schmerzen. Auch die Arthritis – die Gelenkentzündung – spricht oftmals gut auf eine längerfristige Aloe-vera-Behandlung an.

Aloe-Anwendungen

▶ Zur langfristigen Nahrungsergänzung 2-mal täglich 50 bis 60 Milliliter Aloe-vera-Trinksaft pur oder verdünnt einnehmen.

▶ Die betroffenen Gelenke mehrmals täglich mit Aloe-vera-Gel einreiben oder Umschläge mit frischem Blattgel machen. Ein genügend großes Blattstück von den Dornen befreien, quer durchschneiden und mit der Gelseite nach unten auflegen. Mit einer Mullbinde fixieren.

▶ Wer Wärme verträgt, sollte die betroffenen Gelenke täglich in einem Teilbad aus warmem Wasser und Aloe-vera-Gel baden.

▶ Besondere Linderung bei akuter Arthritis verschaffen Aloe-vera-Eiswürfel: Aloe-vera-Saft in einen Eiswürfelbehälter füllen und gefrieren lassen. Bei Bedarf das Gelenk mit einem Eiswürfel abreiben.

Das können Sie sonst noch tun

Eine ungesunde, zu säurehaltige Ernährung trägt zur Verschlimmerung der Symptome bei. Steigen Sie auf Vollwertkost um. Essen Sie möglichst vegetarisch, und meiden Sie auf jeden Fall purinhaltige Nahrungsmittel wie beispielsweise Innereien. Fleischeiweiß und Purine spielen bei der Entstehung der Arthritis urica (Gicht) eine wichtige Rolle. Reisen Sie möglichst oft in sonnige Gefilde. Nasskaltes Wetter ist alles andere als förderlich.

Blähungen

Gründe für die Entstehung von Blähungen gibt es viele. Manchmal ist es nur die Reihenfolge des Essens. Isst man beispielsweise Obst zum Nachtisch, kann es den Magen-Darm-Trakt nicht schnell genug pas-

Welche der Inhaltsstoffe der Aloe nun im Einzelnen für diese Wirkungen verantwortlich sind, ist noch nicht im Detail erforscht. Die Salizylsäure spielt sicherlich eine wichtige Rolle, wenngleich der synergistische Effekt – also das Zusammenwirken der einzelnen Substanzen – auch hier nicht unterschätzt werden sollte.

sieren und fängt an zu gären. Auch manche Gemüsesorten (z. B. Kohl oder Bohnen) oder Medikamente können die Ursache sein. Ein träger Darm durch zu wenig körperliche Bewegung fördert ebenfalls die Bildung von Gasen. Aloe-vera-Trinksaft kann hier Abhilfe schaffen. Er wirkt wie ein Verdauungsschnaps und bringt Erleichterung.

Aloe-Anwendungen

▶ Nehmen Sie im akuten Fall stündlich etwa 30 Milliliter Aloe-vera-Trinksaft pur oder verdünnt in anderen Flüssigkeiten zu sich, bis die Blähungen aufgehört haben.

▶ Wenn die Blähungen mit Verstopfung einhergehen, können Sie 2-mal täglich 5 Globuli oder 8 Tropfen homöopathische Aloe in der Potenz D6 einnehmen.

Candidabefall

Ernährungsbedingt leiden immer mehr Menschen an einer geschädigten Darmflora, in der sich ein Hefepilz namens Candida albicans ausbreiten kann. Er durchdringt die Darmwände, gelangt über die Lymph- und Blutbahnen zu den inneren Organen und drosselt im wahrsten Sinn des Wortes die Lebensenergie.

Die in der Aloe enthaltenen antiviralen, antibakteriellen und antimykotischen Substanzen können dazu beitragen, Candidaüberwucherungen in den Griff zu bekommen und die natürliche Darmflora wiederherzustellen. Gleichzeitig hilft die abwehrstimulierende Wirkung dem Körper, sich selbst gegen die Pilze zu wehren.

Aloe-Anwendungen

▶ Nehmen Sie im akuten Stadium einer Candidapilzinfektion bis zu 5-mal täglich 30 Milliliter Aloe-vera-Trinksaft zu sich, um die Selbstheilungkräfte des Darms zu mobilisieren.

▶ Wenn Sie ein frisches Aloe-vera-Blatt haben: Filetieren Sie ein breites Stück, zerteilen Sie das Mark in längliche Stücke, und schieben Sie diese wie ein Zäpfchen in den After ein. Das tötet die Pilze, die sich im Stuhl befinden.

Bei heftigen, wiederkehrenden Blähungen sollten Sie Rücksprache mit Ihrem Heilpraktiker oder Arzt nehmen. Sie könnten Anzeichen für eine behandlungsbedürftige Gesundheitsstörung sein.

Ist der Darm gesund, lebt der Candidapilz in einer natürlichen Symbiose mit den übrigen »freundlichen« Darmbakterien, die sein Wachstum in Schach halten. Werden diese jedoch durch Antibiotika oder Gärungssäuren dezimiert oder gar zerstört, kann der Pilz ungehindert wuchern.

Das können Sie sonst noch tun

Meiden Sie alles, was den Pilz nährt, also vor allem Zucker und Weißmehl. Nehmen Sie Antibiotika nur, wenn es unbedingt sein muss. Sie schwächen die Darmflora, so dass sich der Pilz ungehindert ausbreiten kann.

Colitis ulcerosa

Colitis ist eine meist in Schüben verlaufende Entzündung der Dickdarmschleimhaut, deren Hintergrund noch nicht eindeutig geklärt ist, vermutlich aber von einer Autoimmunkrankheit hervorgerufen wird. Ansteckend ist diese Krankheit nicht.

Aloe-Anwendung

Begleitend zur naturheilkundlichen oder ärztlichen Therapie empfiehlt es sich, zur Mobilisierung der Abwehrkräfte des Darms über mehrere Wochen hinweg eine Aloe-vera-Trinkkur (3-mal täglich 50 bis 60 Milliliter Trinksaft pur oder verdünnt) durchzuführen.

Colagetränke und Salzstangen sind ein ausgezeichnetes Mittel gegen Durchfall. Um den Darm zusätzlich zu stabilisieren, geben Sie etwas Aloe-vera-Trinksaft in das süße Getränk. Das mögen sogar Kinder gern.

Durchfall

Ob Stress, Viren oder ungewohnte Bakterien in fremden Ländern – wenn es dem Körper zu viel wird, greift er zu drastischen Entgiftungsmaßnahmen. Durchfall ist eine davon. Aloe vera hilft, den natürlichen Reinigungsprozess zu unterstützen und die Darmfunktion auf sanfte Weise zu normalisieren.

Aloe-Anwendungen

▶ Durchfall lässt sich mit homöopathischer Aloe behandeln. Nehmen Sie im akuten Fall 1/2 Tag lang stündlich 5 Globuli oder 8 Tropfen Aloe D6, danach 2-mal täglich die gleiche Dosis.
▶ Nehmen Sie anfangs kleinere Mengen Aloe-vera-Trinksaft. 3-mal täglich 1 bis 2 Teelöffel genügen. Zum Verdünnen verwenden Sie am besten keinen Obstsaft, sondern stilles Mineralwasser. Wenn Sie Aloe-vera-Trinksaft gut vertragen, können Sie die Menge langsam steigern.

▶ Zur Nachbehandlung und Regeneration der Darmflora können Sie eine Trinkkur machen und etwa 3 Wochen lang 2-mal täglich 30 bis 50 Milliliter Aloe-vera-Trinksaft zu sich nehmen.

Erfrierungen

Sind die Ohrläppchen an eisigen Tagen nicht ganz unter der Mütze versteckt, fängt es plötzlich rings um die Ohren zu schmerzen an, und die Stelle wird ganz taub.

Aloe-Anwendung
Behandeln Sie die betroffenen Partien mit Aloe-vera-Gel oder einer Aloe-vera-Creme; so regenerieren sich die Haut und das darunter gelegene Gewebe meist in kurzer Zeit.

Fußpilz

Wer gern ins Schwimmbad oder in die Sauna geht, hat sicher schon mit dem Fußpilz unliebsame Bekanntschaft gemacht. Ist er erst einmal da, lässt er sich nur schwer wieder loswerden. Aloe vera besitzt antimykotische Eigenschaften und hilft gegen den ungebetenen Gast.

Aloe-Anwendungen
▶ Ein Wattestäbchen in Aloe-vera-Gel oder -Saft tauchen und die betroffenen Stellen damit betupfen. Mehrmals täglich wiederholen.
▶ Die Zehen bis zum Verschwinden der Erscheinungen möglichst täglich etwa 10 Minuten lang in einer Mischung aus Aloe-vera-Saft und einigen Tropfen Teebaumöl baden.

Hämorrhoidalleiden

Viele haben sie, nur wenige sprechen darüber – Hämorrhoidalbeschwerden. Sie entstehen durch Gefäßstauungen und entzündliche Reaktionen. Alles, was die Blutzirkulation im kleinen Becken behindert, fördert ihre Entstehung: Schwangerschaft, mangelnde Bewe-

Wer Hämorrhoidalprobleme hat, sollte für regelmäßigen leichten Stuhlgang sorgen. Abführmittel auf Aloe-Basis dürfen wegen ihrer drastischen Wirkung auf den Darm jedoch auf keinen Fall genommen werden. Sie enthalten nämlich die pharmazeutische Droge, die aus dem aloinhaltigen, gelblichen Saft der Pflanze gewonnen wird.

gung, chronisch kalte Füße oder Verstopfung. Die prallgefüllten Knoten schmerzen vor allem dann, wenn sie noch zusätzlich entzündet sind. Die Aloe vera kann hier auf dreifache Weise helfen.

Probieren Sie's mit Gymnastik: Wann immer Sie daran denken, den After mehrmals hintereinander einziehen und loslassen. Das entleert die Hämorrhoiden und verbessert den Blutabfluss durch die Venen. Und außer Ihnen fällt's keinem auf.

Aloe-Anwendungen

▶ Durch eine längerfristige Nahrungsergänzung mit Aloe-vera-Saft (2-mal täglich etwa 30 Milliliter) wird der Stuhl meist weicher.
▶ Tragen Sie ein fertiges Gelprodukt direkt auf die zuvor vorsichtig gereinigte Haut auf.
▶ Linderung bringen auch frische Gelstücke, die wie Zäpfchen zugeschnitten und in den After eingeführt werden. Noch besser ist es, wenn Sie diese zuvor im Tiefkühlfach gefrieren. Wenn Sie kein Aloe-vera-Blatt haben, können Sie Zäpfchen auch aus Gel selbst herstellen. Dazu fertig gekauftes Gel in kurzen Streifen auf ein Stück Alufolie auftragen, einen zweiten Bogen Alufolie darüber legen, in den Zwischenräumen gut festdrücken, einfrieren und die Zäpfchen bei Bedarf einzeln entnehmen.

Hautkrankheiten (Neurodermitis, Psoriasis)

Auch Ekzeme, deren Behandlung sich oft als sehr langwierig und unangenehm erweist, sprechen in manchen Fällen gut auf eine Frischblattbehandlung mit Aloe vera an. Um die Abwehrkräfte zu stärken, empfiehlt sich gleichzeitig eine Trinkkur mit dem Saft der Wüstenlilie.

Ist die Haut krank, hat das oft psychische Ursachen. Sie braucht Hilfe – die Aloe vera kann eine sein. Gerade bei Hautproblemen aller Art hat sich die Wüstenlilie als wirkungsvoll erwiesen. Sie kann Neurodermitis oder Psoriasis (Schuppenflechte) zwar nicht heilen, die naturheilkundliche Behandlung jedoch wirksam unterstützen.

Aloe-Anwendungen

▶ Bei ernstlichen Hauterkrankungen lohnt es sich ganz besonders, das frische Blatt zu verwenden. Zur Behandlung wird dieses in entsprechender Größe zugeschnitten, von den dornigen Rändern befreit, quer halbiert und mit der Gelseite nach unten auf die betroffenen Stellen aufgelegt. Das reine, von Faserschicht und Rinde befreite Filet scheint von den Wirkungen nicht an das ganze Blatt heranzureichen. Die geschädigten Hautpartien müssen über mehrere Wochen hinweg mehrmals täglich behandelt werden.

▶ Unterstützen Sie die äußerliche Behandlung mit einer Aloe-vera-Trinkkur: Nehmen Sie über einen Zeitraum von etwa 3 Monaten über den Tag verteilt täglich bis zu 120 Milliliter Aloe-vera-Saft zu sich.

Das können Sie sonst noch tun

Während die Schulmedizin meist versucht, die Symptome mit Kortison zu bekämpfen, setzt die Naturheilkunde auf eine Stärkung des Organismus von innen heraus. Es ist ratsam, einen Heilpraktiker oder naturheilkundlich arbeitenden Arzt hinzuzuziehen.

Achten Sie auf Ihre Ernährung. Was wir uns mit dem Essen zuführen, wird nicht zuletzt auch über die Haut wieder ausgeschieden. Durch den Verzicht auf Fastfood kann man eine Psoriasis oder Neurodermitis zwar nicht heilen, doch zumindest eindämmen.

Wegen des psychosomatischen Hintergrunds von Hautkrankheiten kann eine psychotherapeutische Begleitung eine wichtige Rolle spielen. Fragen Sie Ihren Heilpraktiker oder Arzt nach entsprechenden Möglichkeiten. Juckreiz lässt sich mit Visualisierungs- und Entspannungstechniken erträglicher machen.

Infektneigung

Wenn alljährlich mit dem Einsetzen der feuchtkalten Witterung wieder einmal die grippalen Infekte grassieren und Sie immer zu den ersten gehören, die sie aufschnappen, dann ist es höchste Zeit für eine Aloe-vera-Trinkkur.

Auch wenn Ihr Organismus durch Überarbeitung, Stress oder andere Faktoren geschwächt und dadurch infektanfällig ist, können Sie sich mit dem Saft des Wüstengewächses etwas Gutes tun. Er stärkt den Körper von innen heraus, so dass sich dieser besser gegen die Attacken von Krankheitskeimen wehren kann.

Aloe-Anwendung

Für eine abwehrstärkende Trinkkur nehmen Sie über einen Zeitraum von etwa 3 Monaten hinweg über den Tag verteilt täglich bis zu 120 Milliliter Aloe-vera-Saft zu sich.

Bei Hautausschlägen und -irritationen aller Art bringt Aloe-vera-Gel meist schnelle Linderung. Es zieht rasch ein und muss so lange immer wieder dick aufgetragen werden, bis sich eine Besserung einstellt.

Bienen und Wespen stechen zu ihrer Verteidigung, Mücken dagegen, um Blut zu saugen. Ihre Stiche führen meist nur zu Hautrötungen und ausgesprochen lästigem Juckreiz.

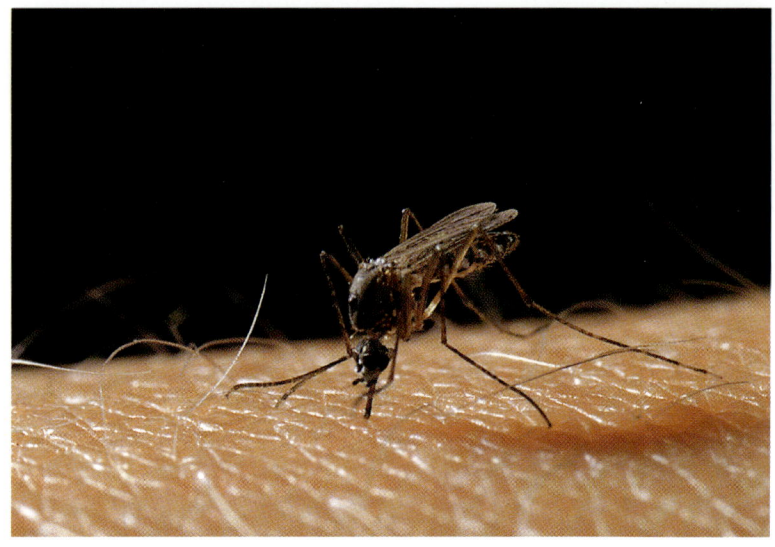

Insektenstiche

Auch Einreibungen mit Aloe-vera-Körperlotion (Rezept siehe Seite 71) helfen, in mückenverseuchten Gebieten die blutsaugenden Plagegeister auf Abstand zu halten.

Stiche der verschiedenen lästigen Plagegeister sind immer unangenehm und manchmal auch nicht harmlos. Für die Aloe vera sind sie aber eine Gelegenheit mehr, sich ihrem Ruf als »Erste-Hilfe-Pflanze« würdig zu erweisen.

Aloe-Anwendungen

▶ Stiche öfter mit Aloe-vera-Gel betupfen oder frisches Blattmark auftragen – das stillt den Juckreiz und beugt Entzündungen vor.

▶ Vor Spaziergängen durch »Gefahrenzonen« empfiehlt es sich, unbedeckte Körperpartien mit reichlich Aloe-vera-Gel einzureiben. Die Plagegeister mögen den Geruch nicht und bleiben weg.

Magen-Darm-Probleme

Ob Völlegefühl oder Übelkeit, Schmerzen oder Sodbrennen, Blähungen, Durchfall oder Verstopfung – Magen-Darm-Beschwerden sind immer ausgesprochen unangenehm. Ursachen können neben falschem

Essen und ungesunder Lebensweise sowie Bakterien und Viren auch Stress und Ängste sein. Aloe-vera-Trinksaft wirkt beruhigend und tonisierend auf den gesamten Verdauungstrakt.

Aloe-Anwendungen

▶ Machen Sie eine Trinkkur mit Aloe-vera-Saft. Bei akuten Beschwerden mit kleinen Mengen (1 bis 2 Teelöffel) beginnen und nach und nach auf 30 bis 50 Milliliter steigern.

▶ Wenn die Beschwerden vermehrt nach dem Essen auftreten, trinken Sie vor den Mahlzeiten regelmäßig etwas Aloe-vera-Saft als Aperitif.

Nagelbettentzündung

Ob nun durch nervöses Zupfen an der Nagelhaut, Verletzungen oder unsachgemäße Maniküre – eine Nagelbettentzündung kann schnell entstehen und ist meist ausgesprochen schmerzhaft.

Aloe-Anwendung
Abhilfe schafft hier Aloe-vera-Öl. Massieren Sie es nach jedem Händewaschen gründlich ins Nagelbett ein. So kann sich die empfindliche Haut regenerieren.

Schwangerschaftsstreifen

Erst ist der Bauch prall und rund. Dann, nach der Geburt, ist er auf einmal schlaff. Manchmal ist das Bindegewebe so stark überdehnt, dass sich hässliche Narben – die so genannten Schwangerschaftsstreifen – zeigen. Nicht gerade ein stimmungsaufhellender Anblick für die junge Mutter. Damit es Ihnen nicht so ergeht, sollten Sie rechtzeitig vorbeugen. Aloe vera strafft und festigt das Gewebe.

Starke Schwankungen des Körpergewichts können an Bauch, Hüfte und Oberschenkeln Dehnungsstreifen hinterlassen. Diese lassen sich ebenfalls gut mit Aloe vera behandeln.

Aloe-Anwendung
Reiben Sie den Bauch schon während der Schwangerschaft täglich mit Aloe-vera-Saft ab, damit die Haut elastisch und schön bleibt. Die zusammenziehende Wirkung des Safts tut auch den Brüsten gut.

Verbrennungen, Hitzeschäden

Nach einer Verbrennung wird die Narbenbildung umso unregelmäßiger und wulstiger, je länger die Entzündung dauert. Dank ihrer antibakteriellen und wundheilenden Wirkung kann die Wüstenlilie gerade hier gute Dienste leisten.

Ob Sie sich nun am Bügeleisen verbrannt haben, zu lange in der Sonne saßen oder sich die Füße in neuen Schuhen wund gelaufen haben – stets hilft das Gel der Wüstenlilie. Es unterstützt die Regenerierung des Gewebes, beugt Entzündungen vor, vermindert die Gefahr unschöner Narbenbildung und lindert den Schmerz.

Aloe-Anwendung

Die betroffenen Stellen sollten möglichst sofort mit Aloe vera behandelt werden. Achten Sie aber darauf, die verbrannte Haut stets vor dem Auftragen des Gels oder dem Auflegen des frischen Blattes sorgfältig unter fließendem, kaltem Wasser zu reinigen und abzukühlen. Wegen ihres ausgeprägten Penetrationsvermögens könnte die Aloe vera sonst Schmutz und Bakterien ins Gewebe einschleusen.

Verletzungen

Hautabschürfungen, Schnittwunden, verstauchte Knöchel, blaue Flecken – sie alle lassen sich gut mit Aloe-vera-Gel, noch besser mit dem frischen Blatt, behandeln. Dieser Tatsache verdankt die Aloe wohl den Beinamen »Erste-Hilfe-Pflanze«.

Keine Angst, wenn es blutet! Sie können Aloe-vera-Gel trotzdem verwenden. Es stillt die Blutung, lindert den Schmerz und beschleunigt die Wundheilung. Um Infektionen zu vermeiden, müssen Wunden – egal ob blutend oder nicht – generell gründlich gereinigt werden, bevor Sie das Gel auftragen.

Aloe-Anwendung

Schneiden Sie ein Stück Blatt in der benötigten Größe zu, trennen den Dornenrand ab, halbieren es quer und legen es mit der Gelseite nach unten auf die verletzte Stelle. Wer fertiges Gel verwendet, trägt es wiederholt dick auf, bis sich der gewünschte Erfolg einstellt.

Verstopfung

Bei chronischer Verstopfung ist die pharmazeutische Aloe das Mittel der Wahl. Sie ist vor allem im Dickdarm wirksam und führt im Gegensatz zu anderen Abführmitteln nicht zu einer Gewöhnung mit der Notwendigkeit zur Dosissteigerung. Bei akuter Verstopfung ist die

Aloe jedoch nicht angezeigt, denn die Einzeldosis wäre zu hoch und könnte bei Frauen Zwischenblutungen und bei Schwangeren sogar eine Fehlgeburt auslösen.

Aloe-Anwendung

▶ Die pharmazeutische Aloe ist ein Medikament und sollte wegen der Gegenanzeigen und möglichen Nebenwirkungen nur nach Rücksprache mit einem Arzt oder Heilpraktiker genommen werden!

▶ Bei regelmäßiger Einnahme normalisiert Aloe-vera-Trinksaft die Darmtätigkeit auf ganz natürliche, schonende Weise. Bei chronischer Verstopfung zur Nahrungsergänzung über mehrere Wochen hinweg regelmäßig 2-mal täglich vor den Mahlzeiten 50 bis 60 Milliliter Aloe-vera-Trinksaft pur oder verdünnt einnehmen.

Windelausschlag

Im feuchtwarmen Klima moderner Wegwerfwindeln und im Kontakt mit Urin und Stuhl gedeihen Bakterien und Pilze hervorragend. Auch wenn die Stillende zu scharf oder zu sauer gegessen oder Obstsäfte getrunken hat, bleibt das oft nicht folgenlos. Die empfindliche Babyhaut am Po rötet sich und bildet Pusteln. Aloe-vera-Gel kühlt und bringt schnelle Linderung.

Aloe-Anwendungen

▶ Im akuten Fall häufig Windeln wechseln und jedesmal messerrückendick das Gel auftragen.

▶ Zur Vorbeugung gegen Wundsein empfiehlt es sich, den Babypo jedesmal nach dem Reinigen mit einem in Aloe-vera-Öl getauchten Wattebausch sanft abzureiben.

Zahnfleischbluten

Zahnfleischbluten ist oftmals ein erstes Anzeichen für Parodontose. Will man vermeiden, dass sich das Zahnfleisch zurückbildet, tut schnelles Handeln Not.

Bestreichen Sie bei Zahnfleischbluten die betroffenen Stellen mit einer Mischung aus Honig und Aloe-Saft – ein hervorragendes Rezept, das schon der Römer Plinius der Ältere in seiner Naturgeschichte beschreibt. Die nachhaltige Wirkung ist neben der Aloe auch dem Honig zu verdanken, dessen desinfizierende und wundheilende Eigenschaften mittlerweile auch wissenschaftlich nachgewiesen wurden.

Aloe-Anwendungen

▶ Aloe-vera-Frischblattgel gründlich kauen, so dass es gut im Mund verteilt wird.

▶ Nach dem Zähneputzen mit Aloe-vera-Trinksaft gurgeln.

▶ Regelmäßig Aloe-vera-Zahnpasta verwenden.

Das können Sie sonst noch tun

Auch nach einer Zahnbehandlung ist die Pflege des Mundraums mit dem frischen Blattgel der Aloe empfehlenswert. Zahnspangen- und Gebissträger können damit auch wunde Stellen kurieren.

Achten Sie unbedingt auf perfekte Mundhygiene. Die Hauptursache für Zahnfleischbluten und Parodontose sind Keime, die sich zwischen den Zähnen festsetzen. Allein mit der Bürste lassen sie sich nicht beseitigen. Verwenden Sie daher regelmäßig Zahnseide.

Zellulite

Zur Entstehung der unschönen Orangenhaut tragen mehrere Faktoren bei: Frauen haben, anders als Männer, an Oberschenkeln, Po und Hüften große Fettkammern, die in der Pubertät angelegt wurden. Die Fettdepots dienen in der Schwangerschaft als Vorrat für den Körper und haben damit eine wichtige Funktion. Mit zunehmendem Lebensalter lässt die Spannkraft des Bindegewebes nach, und die Elastizität der Haut nimmt ab, so dass die Fettpolster in der Haut sichtbar werden. Da Vererbung eine große Rolle spielt, bringen auch Diäten oft nicht das gewünschte Resultat, denn die Polster lassen sich nicht weghungern. Die Aloe vera mit ihren hautstraffenden Eigenschaften kann auch hier gewisse Erfolge bringen. Probieren Sie es aus!

Trainieren Sie regelmäßig Po und Oberschenkel. Das macht Muskeln statt Zellulite. Auch regelmäßige Bürstenmassagen fördern die Durchblutung und wirken damit der Orangenhaut entgegen.

Aloe-Anwendung

Mischen Sie Aloe-vera-Gel mit dem Extrakt von Efeu und Blasentang. Fügen Sie flüssiges Vitamin E und (wenn Sie keine hochsensible Haut haben) 1 Prise fein gemahlenen Cayennepfeffer zur Durchblutungsförderung hinzu. Diese Mischung streichen Sie auf die betroffenen Partien und decken das Ganze mit Frischhaltefolie ab. Die Aloe unterstützt die Wirkung des Efeus und des Blasentangs und schleust deren aktive Substanzen tief in das Gewebe ein. Wiederholen Sie die Anwendung 2-mal wöchentlich.

Aloe vera für Tiere

Sanfte Heilweisen sind heute gefragter denn je, und was gut für uns Menschen ist, hilft häufig auch den Tieren. Als Allroundheilpflanze kommt der Aloe hier eine besondere Bedeutung zu. Besonders bei Haut- und Fellproblemen und bei Verdauungsstörungen lassen sich mit dem Mark des frischen Blattes und auch mit stabilisiertem Gel oder Trinksaft gute Erfolge erzielen.

Behandlungstipps von A bis Z

▶ Abwehrschwäche, Alterskrankheiten wie Arthrose, chronische Bindehautentzündung, grauer Star: Aloe-Vera-Trinksaft regelmäßig unter das Futter mischen.

▶ Bisswunden: Die Wunde reinigen und Aloe-vera-Gel auftragen.

▶ Ekzeme: Mit Aloe-vera-Gel betupfen, zur Unterstützung empfiehlt es sich, auch etwas Aloe-vera-Trinksaft unter das Futter zu mischen. Sommerekzeme, wie sie bei manchen Pferdearten rings um Insektenstiche entstehen, lassen sich vermeiden, wenn das Tier an den besonders gefährdeten Stellen vorsorglich mit Aloe-vera-Gel eingerieben wird. Insekten mögen den Geruch nicht und bleiben fern.

▶ Hufverletzungen bei Pferden: Aloe-vera-Gel bringt sofortige Linderung. Der Tierarzt wird dadurch aber natürlich nicht überflüssig.

▶ Operationswunden: Mit Aloe-Vera-Gel versorgt, heilen Wunden schneller, und es kommt nicht so oft zu Komplikationen.

▶ Pilzinfektionen: Regelmäßig etwas Aloe-vera-Trinksaft unter das Futter mischen; das stoppt Pilzinfektionen des Darms.

▶ Verdauungsbeschwerden: Aloe-Vera-Trinksaft unter das Futter mischen, bis sich die Verdauung normalisiert hat. Das funktioniert bei Verstopfung und Durchfall, da die Aloe harmonisierend auf den Darm wirkt und seine normale Funktion wiederherstellt.

▶ Verletzungen: Ein quer durchgeschnittenes, frisches Aloe-Blatt mit der Gelseite direkt darauflegen. Die zweitbeste Alternative ist Aloe-Vera-Gel aus der Flasche.

Zur Wundbehandlung rühren Sie das Aloe-Gel oder den Trinksaft gründlich in eine neutrale Salbengrundlage (aus der Apotheke) oder Hautcreme ein – das Tier wird die Salbe nicht ablecken, da sie ziemlich bitter schmeckt!

Bezugsquellen

Australian Import Traders GmbH,
Hindelanger Straße 31, 87527 Sonthofen,
Tel. 0 83 21 / 72 35 32, Fax 72 35 37,
E-mail: info@alova.de, Website: www.alova.de
Trinksäfte, Aloe-vera-Kosmetikserie aus
australischer Aloe vera (»Alova«), Gel,
Spray und Creme zur Extrapflege bei
Hautirritationen

Puravita Naturwaren Hildegard Schmid,
Schmautzer-Büchl-Weg 19a, 82266
Inning/Ammersee, Tel. 0 81 43 / 95 95 01,
Fax 95 95 02, E-mail: naturwaren@
puravita.de
Frische Blätter, Pflanzen, Trinksäfte, Natur-
kosmetik mit Aromaölen, spagyrische Aloe-
vera-Essenz

Santaverde, Klärchenstraße 11, 22299 Ham-
burg, Tel. 0 40 / 46 09 91 11, Fax 46 09 91 99
E-mail: info@santaverde.de, Website:
www.santaverde.de
Frische Blätter, Pflanzen, Trinksäfte (alles bio-
zertifiziert), Naturkosmetik mit hohem Anteil an
frischem, reinem Aloe-vera-Gel von der eigenen
Plantage in Südspanien, Sets für selbst gerührte
Kosmetik

Gesundheitszentrum Ruth Herrmann,
Glasower Straße 38, 12051 Berlin,
Tel. 0 30 / 6 25 58 76, Fax 6 26 64 05
Kosmetika und Nahrungsergänzungsprodukte
auf der Basis biogen stimulierter Aloe capensis
(Biogen stimulierte Aloe zur Injektionstherapie
nach Absprache mit Ihrem Heilpraktiker oder
Arzt als ALOGEN D2 bzw. D7 in der Apotheke
erhältlich)

Seemüller Apotheke, Rathausstraße 7a,
83727 Schliersee, Tel. 0 80 26 / 9 47 22,
Fax 9 47 23
Lebenselixier nach Nostradamus

Chrüter-Drogerie Egger, Unterstadt 28,
CH-8200 Schaffhausen,
Tel. 00 41 / 52 / 6 24 50 30, Fax 6 24 64 57
E-mail: egger@swissworld.com
Blütenessenzen

Milagra Blütenessenzen GmbH,
Postfach 747, CH-2540 Grenchen,
Gratis-Tel. für Bestellungen
aus Deutschland 0 08 00 / 27 72 51 27,
E-mail: milagra@retemail.es,
Website: www.milagra.de
Blütenessenzen

Kosmetik-Versand Margot Keppler,
Schloßstraße 21, 72160 Horb,
Tel. 0 74 83 / 9 10 56, Fax 9 10 57
Zutaten für selbst gerührte Kosmetik

Pura Natura, Johannesgasse 55,
90402 Nürnberg,
Tel. 09 11 / 20 95 22, Fax 2 44 75 07
E-mail: info@pura-natura.com,
Website: www.pura-natura.com
Zutaten für selbst gerührte Kosmetik

Forever Living Products, zu beziehen über:
Galerie fit & gesund, Mittelweg 19,
20148 Hamburg, Tel. & Fax 0 40 / 4 10 65 19
Trinksäfte, Pflegeprogramm vom Haarwaschmittel über Kosmetika bis hin zur Zahnpasta,
oftmals in Kombination mit Propolis, Aloe-
Allzweckreiniger und -waschmittel

Über die Autorin

Ulla Rahn-Huber arbeitet als Übersetzerin und freie Autorin im Bereich ganzheitliches Leben und Heilen. Nach einer gesundheitlichen Krise ließ sie sich zur Lebensberaterin ausbilden und setzte sich intensiv mit den Methoden alternativer Therapie sowie bewusster Ernährung auseinander.

Danksagung

Besonderer Dank gilt Herrn Baldwin von Australian Import Traders, Herrn Schmid vom Verlag Ernährung & Gesundheit, Frau Schür von Santaverde und Herrn Teichmüller, Geschäftsführer der ROVI GmbH und Vorsitzender des International Aloe Science Council Deutschland.

Literatur

Burczyk, Aggy und Frank: Kosmetiklexikon. Ehrenwirth Verlag. 3. Auflage, München 1997
Finnegan, John / Schmid, Reiner: Aloe vera – das Geschenk der Natur an uns alle. Verlag Ernährung & Gesundheit. 8. Auflage, München 1998
Öko-Test: Sonderheft Nr. 23, Kosmetik und Mode. Frankfurt 1997
Rätsch, Christian: Räucherstoffe, der Atem des Drachen. AT Verlag. Aaran 1996
Stumpf, Werner: Homöopathie. Gräfe und Unzer. München 1990
Wirth, Wolfgang: Mit Aloe heilen. Ennsthaler Verlag. 12. Auflage, Steyr 1997

Fachliche Beratung

Dieses Buch entstand unter fachlicher Mitwirkung der Naturheilpraxis Marowsky, Alt Falkenstein 12, 61462 Königstein, Tel. 0 61 74 / 38 18, Fax 2 41 45. Bei Fragen zur naturheilkundlichen Behandlung mit Aloe vera hilft man Ihnen hier gern weiter.

Auch das Internet bietet Interessierten umfassende aktuelle Informationen zum Thema Aloe vera.

Hinweis

Das vorliegende Buch ist sorgfältig erarbeitet worden. Dennoch erfolgen alle Angaben ohne Gewähr. Weder Autorin noch Verlag können für eventuelle Nachteile oder Schäden, die aus den im Buch gemachten praktischen Hinweisen resultieren, eine Haftung übernehmen.

Bildnachweis

Bilderberg, Hamburg: 13 (Eberhard Grames), 88 (H.&H.-J. Koch); Das Fotoarchiv, Essen: 81 (Andreas Riedmiller); Mauritius Bildagentur, Mittenwald: U1 (Beauty Photo Studio); Nagy Michael, München: 40, 43, 54, 60; Rovi GmbH, Schlüchtern: 48 (IASC); Santaverde, Hamburg: 5, 6, 30; Südwest Verlag, München: 28 (Matthias Tunger), 18, 78 (Jump/Kristiane Vey), 71 (Michael Nagy); Tony Stone, München: U4 (Dan Bosler); Transglobe Agency, Hamburg: 1, 16 (R. König)

Impressum

Der W. Ludwig Buchverlag ist ein Verlag des Verlagshauses Ullstein Heyne List GmbH & Co. KG.

© 1999 Ullstein Heyne List GmbH & Co. KG, München

7. Auflage 2002

Alle Rechte vorbehalten. Nachdruck – auch auszugsweise – nur mit Genehmigung des Verlags.

Redaktion:
Dr. Marion Onodi

Projektleitung:
Nicola von Otto

Redaktionsleitung und medizinische Fachberatung:
Dr. med. Christiane Lentz

Bildredaktion:
Sabine Kestler

Produktion:
Manfred Metzger (Leitung), Annette Aatz, Monika Köhler

Umschlag:
Reinhard Soll

Layout:
Wolfgang Lehner

DTP/Satz:
Mihriye Yücel

Druck:
Weber Offset, München

Bindung:
R. Oldenbourg, München

Printed in Germany

Gedruckt auf chlor- und säurearmem Papier

ISBN 3-7787-3727-9

Sachregister

Rezepte und Anwendungen